AF818431

Ernährungsforschung

Wissenschaft und Praxis

Aus dem Inhalt:

Chronomedizin und Diabetes
Vitamin C
Ölsamen und Körnerleguminosen
Nahrungsaufnahme beim Säugling
Gemeinschaftsverpflegung in Feierabendheimen
Agrarhandel der Entwicklungsländer

Akademie-Verlag · Berlin

ISSN 0071-1179
Ernährungsforschung, Berlin 27 (1982) 6, 161—192
EVP 5,— M 31 638

Heft 6 · 1982 · Band 27

Inhalt

ASMW

Herausgeber:

Zentralinstitut für Ernährung der Akademie der Wissenschaften der DDR
Direktor: Prof. Dr. habil. H. Schmandke

in Zusammenarbeit mit

der Gesellschaft für Ernährung in der DDR (Vorsitzender: Prof. Dr. habil. G. Gebhardt), der Arbeitsgruppe Ernährung beim Nationalen Komitee für Gesundheitserziehung der DDR (Leiter: Prof. Dr. habil. H. Haenel) und dem Warenzeichenverband Diätetische Erzeugnisse der DDR (Vorsitzender: F. Schmidt).

Chefredakteur:

Dr. Friedbert Baum

Redaktionsbeirat:

Dr. sc. M. Anders, H. Bergler,
Dr. sc. W. Dlouhy, Dr. H. Groß,
Dr. sc. M. Möhr, Dr. G. Schmoz,
Prof. Dr. habil. M. Ulmann. Dr. J. Voigt.

Anschrift der Redaktion:

Zentralinstitut für Ernährung der Akademie der Wissenschaften der DDR,
DDR-1505 Bergholz-Rehbrücke,
Arthur-Scheunert-Allee 114–116.

Verlag:

Akademie-Verlag, DDR-1086 Berlin,
Leipziger Str. 3–4; Fernruf 2236221 oder 2236229.
Telex-Nr. 114420;
Bank: Staatsbank der DDR, Berlin,
Kto.-Nr.: 6836-26-20712.
Veröffentlicht unter der Lizenznummer 1656 des Presseamtes beim Vorsitzenden des Ministerrates der Deutschen Demokratischen Republik.

Gesamtherstellung:

VEB Druckerei „Thomas Müntzer", DDR-5820 Bad Langensalza.

Erscheinungsweise:

Die Zeitschrift „Ernährungsforschung" erscheint jährlich in einem Band mit 6 Heften. Bezugspreis je Band 72,– M zuzüglich Versandspesen (Preis für die DDR 30,– M); Preis je Heft 12,– M (Preis für die DDR 5,– M

Bestellnummer dieses Heftes: 1091/27/6.

Alleinige Anzeigenverwaltung DEWAG Berlin, 1026 Berlin, Rosenthaler Str. 28–31, PSF 29, Telefon: 2 70 33 02. Anzeigenannahme DEWAG Berlin, alle DEWAG-Betriebe und deren Zweigstellen in den Bezirken der DDR.

Urheberrecht:

Den Tageszeitungen der Deutschen Demokratischen Republik ist der auszugsweise Nachdruck der Beiträge dieser Zeitschrift bei Quellenangabe honorarfrei gestattet. Ansonsten alle Rechte vorbehalten, insbesondere die der Übersetzung. Kein Teil dieser Zeitschrift darf in irgendeiner Form – durch Photokopie, Mikrofilm oder irgend ein anderes Verfahren – ohne schriftliche Genehmigung des Verlages reproduziert werden.

© 1982 by Akademie-Verlag Berlin. Printed in the German Democratic Republic.

AN (EDV) 7821

Bezugsmöglichkeiten:

Bestellungen sind zu richten

- **in der DDR** an den Postzeitungsvertrieb unter Angabe der Kundennummer des Bestellenden oder an den AKADEMIE-VERLAG, DDR-1086 Berlin, Leipziger Str. 3–4
- **im sozialistischen Ausland** an eine Buchhandlung für fremdsprachige Literatur oder an den zuständigen Postzeitungsvertrieb
- **in der BRD und Berlin(West)** an eine Buchhandlung oder an die Auslieferungsstelle KUNST UND WISSEN, Erich Bieber OHG, D-7000 Stuttgart 1, Wilhelmstr. 4–6
- **in den übrigen westeuropäischen Ländern** an eine Buchhandlung oder an die Auslieferungsstelle KUNST UND WISSEN, Erich Bieber GmbH, CH-8008 Zürich, Dufourstraße 51
- **im übrigen Ausland** an den Internationalen Buch- und Zeitschriftenhandel; den Buchexport, Volkseigener Außenhandelsbetrieb der Deutschen Demokratischen Republik, DDR-7010 Leipzig, Postfach 160; oder an den AKADEMIE-VERLAG, DDR-1086 Berlin, Leipziger Str. 3–4

Hinweise für Autoren

Die Manuskripte sind in Original-Maschinenschrift einseitig und zweizeilig der Redaktion einzureichen. Pro Zeile 35 oder 70 Anschläge. Der Umfang der Manuskripte sollte mit der Redaktion vereinbart sein. Abbildungen, Tabellen und Zwischentitel sind erwünscht. Es ist zweckmäßig, die Arbeit mit einer kurzen Zusammenfassung oder mit Schlußfolgerungen sowie mit Empfehlungen für die Praxis abzuschließen.

Die Redaktion behält sich eine Überarbeitung der angenommenen Manuskripte vor; größere Änderungen nur mit Einverständnis des Autors. Die Beiträge werden honoriert. Der Autor erhält kostenlos 25 Sonderdrucke seines Beitrages als Fortdrucke.

Ernährungsforschung

Wissenschaft und Praxis

1981 · Band 26 *Inhalt*

Heft 1

Erläuterung: * Buchbesprechung
** Buchankündigung,
*** Kurzmitteilung,
(TB) Tagungsbericht

Autorenregister

Verwendete Abkürzungen: (KM) = Kurzmitteilung, (TB) = Tagungsbericht, (MB) = Messebericht, (BB) = Buchbesprechung

I. Schilling

Der Diabetiker — ein stets lernender und sich mitbehandelnder Patient

Ein Beitrag zur chronomedizinischen Therapie des Diabetes mellitus

Einleitung

Während des im Oktober 1981 in Dresden stattgefundenen Symposiums der Gesellschaft für Ernährung in der DDR widmete die Sektion Humanernährung einen Vormittag der aktuellen Thematik über chronobiologische Gesichtspunkte von Stoffwechsel und Ernährung. Da sich die interessanten Ausführungen vorwiegend im Bereich der experimentellen Physiologie bewegten, bot sich ein Diskussionsbeitrag aus klinischer Sicht über den neuesten Stand einer chronomedizinisch-orientierten Diabetestherapie an. Wegen der Aktualität der Thematik wird an dieser Stelle der Beitrag ausführlicher dargestellt, es wird auch auf die Entwicklung der funktionellen Betrachtungsweise dieser Krankheit und auf die Bedeutung der Diabetiker-Schulung zur Umsetzung von neuen Ergebnissen in die Praxis eingegangen.

Wir stehen wieder an einer Wende der Diabetestherapie. Chronobiologische Aspekte bei der Durchführung der Insulintherapie, sei es mit konventioneller Injektionstechnik oder in begrenzter Zahl mit tragbaren Insulinpumpsystemen, weisen auf einen günstigen Einfluß einer ständigen Normoglykämie mit einer Verhinderung oder Verminderung ggf. sogar Rückbildung der gefürchteten diabetischen Spätkomplikationen, der diabetischen Angiopathie, hin. Diese ersten Aussichten einer kausalen Therapie sind noch durch weitere Untersuchungen und Beobachtungen zu festigen und zu erweitern. Gesichert ist aber schon heute die vorhandene Bereitschaft zur Mitarbeit von Diabetologen und Diabetikern zur Durchführung einer optimalen Stoffwechseleinstellung trotz belastender Anforderungen, die eine chronomedizinische Therapie mit sich bringt.

Ein schicksalhafter Wendepunkt in der Behandlung des Diabetes mellitus war die Entdeckung des Insulins 1921 und seine Einführung in die Praxis in den zwanziger Jahren bis etwa 1930

„Die Behandlung der Zuckerkrankheit ist eine Behandlung des krankhaft erhöhten Blutzuckers!“ Dieser so einfach klingende Satz, der seit Jahrzehnten die Grundlage der Diabetestherapie bildet, hat oft zu gegensätzlichen Ansichten und Behandlungsrichtlinien geführt, so daß die Diabetestherapie zu jeder Zeit sehr problemreich war. Im Vordergrund der Therapie stand stets neben der Muskeltätigkeit die Diätbehandlung, allerdings noch 1920 mit solchen Widersprüchlichkeiten, daß damals eine 18jährige Diabetikerin täglich 2 Stück Butter und eine halbe Flasche Cognac zu sich nehmen mußte! Trotz aller Gegensätzlichkeiten in den verschiedenen Therapieperioden und durch den sich ständig erweiternden Wissensstand fand sich eine einheitliche Ansicht über die große Bedeutung einer Schulung des Diabetikers. Es wurde stets erkannt, daß der Diabetiker durch Schulung befähigt werden muß, sich unter ärztlicher Anleitung teilweise selbst zu behandeln, seine Diät auszuwählen und zu berechnen, und daß ihm die wichtigsten Verhaltensregeln bekannt sein mußten.

Durch das bedeutende Ereignis der Entdeckung des Insulins vor 60 Jahren waren die insulinbedürftigen Diabetiker nicht mehr dem Siechtum sowie dem Tod im hyperglykämischen Coma verfallen. Einige Jahrzehnte glaubte man, daß das Problem des Diabetes durch die Anwendung von Insulin gelöst sei. Zur Verfügung standen anfangs ein kurzwirkendes Insulin für 1—4 Injektionen und ab Ende der 30-iger Jahre verschiedene lang wirkende Depot-Insuline für 1—2 Injektionen pro Tag. Bei zunehmender Dauer des Diabetes und der Insulinanwendung bestätigte sich der rapide Rückgang der Comasterblichkeit, jedoch traten jetzt als neuer Feind des Diabetikers die Spätkomplikationen der großen und kleinen Gefäße, die Mikro- und/oder Makroangiopathien, in den Vordergrund der Todesursachen. Eine Stufe höher also hatte sich die Therapie der Zuckerkrankheit widerum festgefahren! Die von Professor Gerhardt Katsch (1887—1961), dem Gründer des Ersten Europäischen Diabetikerheimes in Garz auf Rügen, 1930 inaugurierte „bedingte Gesundheit“ des Diabetikers war dadurch in Frage gestellt.

Die Insulinära führte zu einer höheren Lebenserwartung der Diabetiker, wodurch die diabetischen Spätkomplikationen gehäufter beobachtet werden konnten — ihre Abhängigkeit in Schwere und zeitlichem Auftreten von der Güte der Stoffwechselführung wurde erkannt und bewiesen!

Nachdem die diabetischen Spätkomplikationen immer mehr in den Vordergrund gerückt waren, mußte sich die Forschung intensiver mit ihrer Entstehung beschäftigen, um therapeutische Folgerungen daraus zu ziehen. Als Ursache wurde in erster Linie an die krankhaft veränderten Stoffwechselgrößen gedacht, wohl aber auch an konstitutionell-hereditäre oder an immunpathologische Prozesse. Obwohl von jeder Möglichkeit wissenschaftliche Zusammenhänge gefunden wur-

den, trat doch immer deutlicher die metabolische Genese der Angiopathie in den Vordergrund. Bereits 1956 fand Mohnike interessante Ergebnisse über den Zusammenhang zwischen der Güte der Stoffwechselführung und dem Schweregrad der diabetischen Retinopathie bei einer Gruppe von 6200 Diabetikern: Es zeigte sich eindeutig eine positive Korrelation (siehe Abbildung 1).
Neben der Retinopathie zeigt auch die diabetische Nephropathie eine Abhängigkeit von der Stoffwechselführung. Diabetestypische Veränderungen treten dort parallel zur Dauer des Diabetes mit Verdickung der Basalmembran der kleinen Gefäße stärker auf. Beim Menschen kann auch ein sog. sekundärer Diabetes zum Entstehen einer Mikroangiopathie führen. Der gleiche Nachweis gelang im Tierexperiment.
So gibt es eine Reihe von Beobachtungen und wissenschaftlichen Untersuchungen, die immer wieder den Insulinmangel und die daraus resultierenden diabetischen Stoffwechselgrößen als Verursacher der Gefäßkomplikationen anschulden, wobei neben der erhöhten Glykämie auch die Veränderungen des Fett- und Eiweißstoffwechsels im Mittelpunkt stehen. Wenn man bedenkt, daß die diabetische Nierenerkrankung zu 10% zum Tode führt, bei vor dem 20. Lebensjahr erkrankten Diabetikern sogar zu 40%, so sollten ständig größte Anstrengungen zur Optimierung der Diabetestherapie unternommen werden.

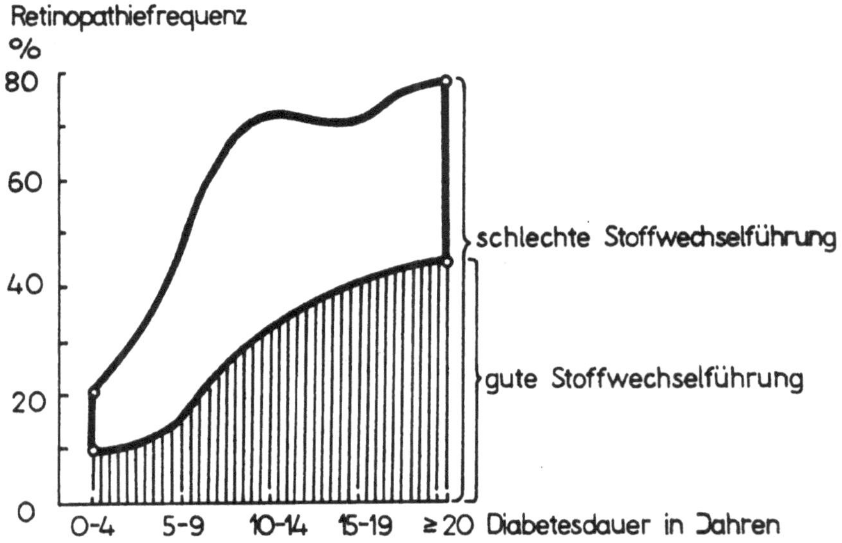

Abb. 1. Retinopathiefrequenz in Abhängigkeit von der Stoffwechselführung

Diabetologe und Diabetiker müssen gemeinsam den Diabetes mellitus behandeln; Voraussetzungen hierfür sind: Spezialkenntnisse des Diabetologen, die Bereitschaft des Diabetikers zur Mitarbeit und entsprechendes Wissen durch eine umfassende Diabetiker-Schulung

Durch den Fortschritt der Behandlungsmöglichkeiten wird immer mehr die Mitarbeit des Patienten verlangt. Die Bereitschaft hierzu ist unter kranken Menschen sehr unterschiedlich und reicht von einer pünktlichen Einnahme der Medikamente bis zum Wegwerfen oder Stapeln in der Hausapotheke. Eine ähnliche Situation kann sich bei der Durchführung einer Diättherapie einstellen: treten durch einen Diätfehler, z. B. durch eine fette Mahlzeit bei Menschen mit Gallensteinen, Schmerzen oder gar Koliken auf, kehrt der sich dann selbst bedauernde Patient freiwillig zu einer korrekten Diätbehandlung zurück. Für die Patientengruppe der Diabetiker ist die Bereitschaft zur Mitarbeit eine absolute Forderung. Das Symptom „Schmerz", das manche zur Selbstdisziplin ermahnen könnte, fehlt bei dieser Krankheit. Die Beschwerden durch zu hohen oder zu tiefen Blutzucker sind nicht sehr und nicht lange belästigend und durch den fehlenden Schmerz nicht alarmierend.

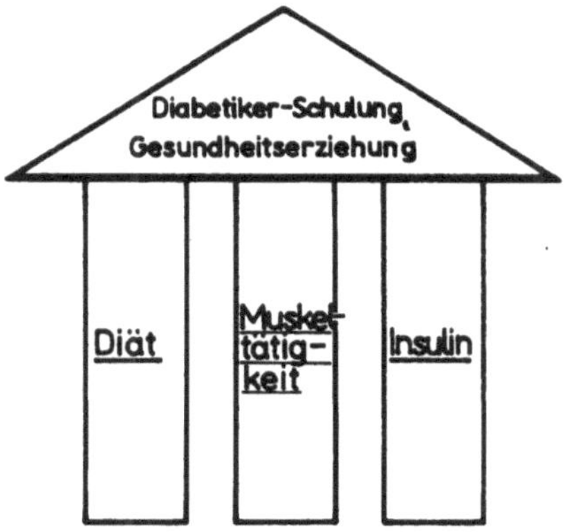

Abb. 2. Die drei Säulen der Diabetestherapie mit der Diabetiker-Schulung als „Dachorganisation"

Die Befähigung zur Mitbehandlung der eigenen Krankheit erhält der Diabetiker durch die Diabetiker-Schulung, die als diabetesspezifischer Therapiefaktor in Funktion einer „Dachorganisation" die komplexe Diabetestherapie umfassen und regieren muß. In jeder Situation, sei es im Arbeitsmilieu, in der Freizeit, im Urlaub oder bei zusätzlichen Krankheiten muß der Diabetiker mit seinem Diabetes leben. Er ist für ihn ein Begleiter bis an sein Lebensende.
Damit gehört die Diabetiker-Schulung zu den „Bedingungen" im Sinne von Katsch, die für ihn unabdingbar sind und die ihn zu einem „bedingt gesunden" Menschen formen. Der Diabetiker muß allerdings seine bedingte Gesundheit akzeptieren und vom ersten Tag seiner Krankheit an durch die Schulung lernen, wie er die Bedingungen erfüllen und die drei Säulen der Diabetestherapie — Diät, Insulin, Muskeltätigkeit — erfolgreich nutzen kann (siehe Abbildung 2).

Was müssen Diabetologe und Diabetiker beachten, um die drei Säulen der Diabetestherapie erfolgreich mit Leben zu erfüllen?

Kenntnisse allein nützen erfahrungsgemäß recht wenig, wenn man nicht versteht sie anzuwenden und wenn man nicht Voraussetzungen und Umstände kennt, die den Erfolg garantieren. Der angeführte Satz soll so verstanden werden: ein Diabetiker darf nicht Sklave seiner Tagespläne (Kostplan, Insulinspritzzeiten, Muskelbewegung/Ruhe) sein, da ein Tag nur selten genau so wie der nächste abläuft. Daraus sollte nicht gefolgert werden, den Tagesablauf beliebig „frei" zu gestalten und die Dosierung des Insulins allein sekundär festzulegen. Auf diesem Wege wäre ein Einregulieren des Stoffwechsels wohl kaum zu erreichen! Richtig und sinnvoll sind exogene Änderungen in vertretbarem Umfang im Sinne der bewährten „elastischen“ Stoffwechselführung (Katsch). Eine solche Therapie kann die exogen bedingten Situationsänderungen mit der jeweiligen endogenen Situation dynamisch abstimmen, um ohne größere Glykämieschwankungen zu einem Glykämieoptimum zu kommen. Welche theoretischen und praktischen Voraussetzungen und Kenntnisse müssen zur Umsetzung im Alltag gegeben sein?

Der Diabetiker muß sich nach 2 Uhren richten: Die „äußere“ Uhr gibt ihm die Zeiten für einen regelmäßigen Tagesablauf an und die „innere“ Uhr bestimmt die regelmäßigen Zeitabläufe von Hormonen und Funktionen und ihre biologischen Auswirkungen.

— Das Funktionieren der „äußeren“ Uhr ist theoretisch kein Problem und das Akzeptieren keine Reglementierung. Arzt und Patient stellen in Absprache die für den Diabetiker erforderlichen individuellen Tagespläne auf und legen die bilanzierte Diät und die notwendige Insulintherapie hinsichtlich Injektionszeiten und Dosierung in Anpassung an die Muskelarbeit fest. Der Patient hat sich die Kenntnisse durch die Schulung erworben und die Regelmäßigkeit des Tagesablaufs als Bedingung anerkannt, wobei er mit gewissen zeitlichen Variationen im Sinne der elastischen Stoffwechselführung umgehen kann.

— Das Verstehen des Funktionierens der „inneren“ Uhr ist zwar kompliziert, aber in den wichtigsten Grundzügen für den Diabetiker durchaus annehmbar, da er durch eigene Beobachtungen bei der Insulintherapie, besonders bei Hypoglykämien, gewohnt ist, mit funktionellen Begriffen umzugehen. Es ist Aufgabe der Diabetikerschulung und der Visitengespräche, die physiologischen Gesetzmäßigkeiten und ihre Wirkungen auf den Stoffwechsel an Hand von praktischen Beispielen zu erklären. Das Gebiet der experimentellen und angewandten Chronobiologie ist bereits sehr umfangreich. Den Diabetiker sollte nur interessieren, daß die innere Uhr alle den Diabetes betreffenden Funktionsabläufe zeitlich und dynamisch koordiniert, wobei ein richtig gewählter Therapiefaktor unterstützen kann. Folgende Begriffe können chronomedizinisch dargelegt und therapeutisch genutzt werden:

- Diabetes auch eine Regulationskrankheit
- Biokybernetische Betrachtung des Regelkreises der Blutzuckerregulierung
- Der circadiane Biorhythmus von Insulinsekretion und Glykämieverhalten

Auf den Regulationscharakter des Diabetes durch Störung des Zusammenspiels der Hormone wurde bereits zur Zeit der Entdeckung des Insulins hingewiesen, auch der „Gegenregulationseffekt“ (Falta) wurde bereits 1924 beschrieben. Katsch sprach nach 1930 von einem „Defektanteil und dem jeweiligen Regulationsanteil der Störung“, vom Einregulieren der gestörten Regulationen, vom therapeutischen Regulieren der Regulationskrankheit, ehe das Spätsymptom „Harnzucker“ drohendes Versagen des Stoffwechsels ankündigt. Sein Eintreten für kleine Insulindosen galt ebenfalls der Vermeidung von gegenregulatorischen Schwankungen.

Die kybernetische Betrachtungsweise des Blutglukoseverhaltens erläutert dem Diabetiker auch verständlich das erforderliche therapeutische Vorgehen; hier sei auf die Arbeiten von Drischel vor 20—30 Jahren hingewiesen. Der Diabetiker kann außerdem unter Anleitung des Arztes den Ablauf der Glukosurie einschätzen und den Typ und Charakter „seines“ Diabetes erkennen. Hierzu gehört die Einteilung nach Stabilität und Labilität, nach Verhalten der Blutzuckerdynamik bei kurzzeitlichen Störfaktoren wie Hypoglykämien, Diätfehlern u. a. und nach Verhalten des Einschwingens im Verlauf von Tagen und Wochen.

Die Grundlage der Chronobiologie des diabetisch gestörten Stoffwechsels bilden bekannte und neue Forschungen über den circadianen (= 24 Std.-) Rhythmus der Insulin- und Glukosedynamik. Beim Nichtdiabetiker wird eine kleine Insulinmenge als Basalsekretion ständig abgegeben, sie erhöht sich in den frühen Morgenstunden und stoßartig bei Nahrungsangebot. Beim Diabetiker sind die Grundrhythmen in verschiedenem Grad in Abhängigkeit vom „Defektanteil“ (= Insulinmangel) noch vorhanden. Abbildung 3 stellt den Glykämieverlauf im Verlauf von 24 Stunden dar. Erkennbar sind die kritischen Hyperglykämiephasen am Vormittag und am Abend und die Zeiten des Blutzuckerabfalls am frühen Nachmittag und nach Mitternacht. Der Kurvenverlauf zeigt auch deutlich den Defektanteil der Insulinsekretion am Vormittag und Abend. Diagnostisch führen wir seit 1980 ein Langzeitprofil über 48 Stunden mit 17 Blutzuckerbestimmungen durch. Die Aussagekraft ist größer als nur bei einem 24-Stundenprofil. Therapeutisch werden die Insulininjektionen so verteilt und dosiert, daß ein Glykämieanstieg verhindert wird. Je nach dem Verlauf der Rhythmik ergeben sich Anzahl und Dosierung der Insulingaben.

Der Hauptfeind des Diabetikers ist der erhöhte Blutzucker! Eine durch chronomedizinisch-orientierte Diabetestherapie erreichbare Normoglykämie kann zur Verhinderung oder zur Verminderung diabetischer Spätkomplikationen führen!

Unter den optimalen Gegebenheiten einer 3—5wöchigen Kurtherapie für Diabetiker lassen sich die Forderungen

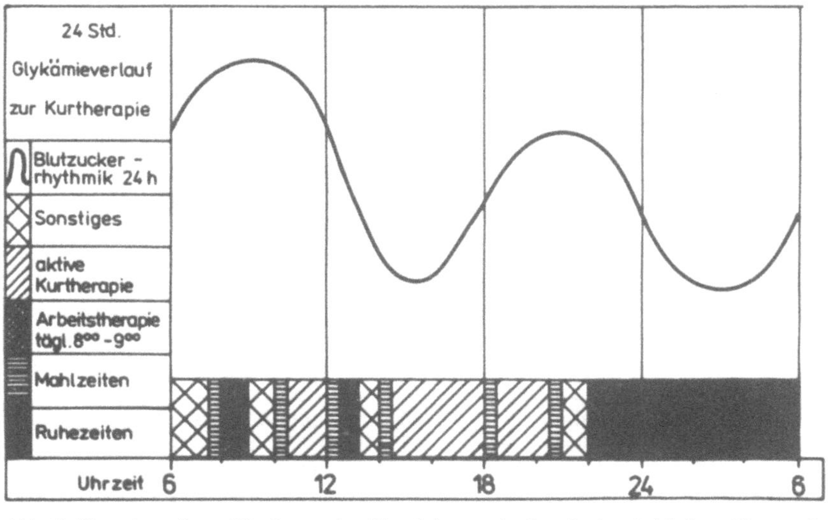

Abb. 3. Der circardiane Rhythmus des Blutglukoseverlaufs mit den kritischen Phasen der Hyperglykämie und den Phasen des Blutzuckerabfalls (vgl. Text)

nach einer individuellen Einstellung des Stoffwechsels möglichst mit dem Ziel der Normoglykämie wie folgt durchführen:

1. Die durchschnittlich 6 Mahlzeiten pro Tag müssen vorwiegend in die Zeit der Insulinbereitstellung vor die Phase des Blutzuckerabfalls gelegt werden. Mittags und am frühen Nachmittag sollten wegen der günstigen Kohlenhydrattoleranz mehr Kohlenhydrate bilanziert werden.
2. Die Insulininjektionen werden so verteilt, daß sie einen Blutzuckeranstieg abbremsen können. Je nach erkennbarer Rhythmik des Blutzuckerverlaufs nach Anfertigung eines Blutzucker-Langzeitprofils von 48 Stunden sind die Insulininjektionen nach Zeit, Dosierung und Insulinsorte zu variieren. So sind 4 Injektionen pro Tag keine Seltenheit mehr! Ganz sicher ist das starre Schema: „Man gebe pro Tag 2mal eine Injektion B-Insulin" für viele Diabetiker nicht mehr aktuell. Ausschlaggebend für die Wahl ist allerdings nur der zu erreichende Normalwert der Metaboliten.
3. Die Muskeltätigkeit sollte, um als Therapiefaktor zu wirken, in die Vorphase des Blutzuckeranstiegs gelegt werden, wie wir es während der Kurtherapie zeitlich mit Heilgymnastik, Arbeitstherapie, Sport und Wandern organisieren können. Die kurze Mittagsruhe, auf die wir wegen der Erholung Wert legen, liegt günstig in einer Phase des Blutzuckerabfalls, ebenso wie die Nachtruhe.

In der Diabetiker-Schulung und durch individuelle Visitengespräche als Schulungsmoment werden die gewonnenen Erfahrungen ausgewertet, die Besonderheiten des Stoffwechselablaufs dem Diabetiker verständlich gemacht, so daß eine Adaptation an den Alltag durchführbar ist. Inwieweit häufige ambulante Kontrollen oder Selbstkontrollen erforderlich sind, läßt sich von Fall zu Fall festlegen. Die nicht zu negierenden zusätzlichen Belastungen nimmt der Diabetiker auf sich, motiviert durch die Möglichkeit eines günstigen Einflusses auf die Vermeidung der Spätschäden und durch ein besseres Befinden nach einer weiteren Insulininjektion z. B. am Nachmittag.

Der Verlauf einer Diabetikerkur mit sinnvollem Einbau der aktiven Kurtherapie führt bereits zu einer Eurhythmisierung und dadurch zu einem Einregulieren von exogenen Störfaktoren und Einschwingen der Glykämie. Wir sprachen 1976 in unserem Bergfried-Modell von „Intensiv-Therapiewochen innerhalb der lebenslangen Rehabilitation". Ein chronomedizinisch-organisiertes Kurregime kann diese Bemühungen noch unterstützen. Unter diesem Aspekt muß der in der Praxis gebräuchliche Begriff der „Stoffwechseleinstellung" mit der therapeutischen Einheit von Diät, Insulin und Muskelarbeit erweitert werden durch chronomedizinische Aspekte, zielgerichtet auf ein Stoffwechseloptimum mit Normoglykämie. Katsch sprach vor 45 Jahren von dieser „zeitlich abgestimmten therapeutischen Einheit" und führte aus: **Auch der Rhythmus des Tages, die Zeitsetzung für die Insulinspritzen, die Folge von Insulingabe, Arbeit und Kohlenhydratzufuhr bedürfen besonders im Anfang oft einer mit wirklicher Kennerschaft geführten Steuerung.**

MR Dr. med. Ilse Schilling
Diabetiker-Sanatorium
„Bergfried"
Saalfeld/Saale

D. Hornig

Stoffwechsel und Bedarf von Vitamin C beim Menschen

Allgemeine Einführung und Grundprinzipien

Bei der Festlegung von Empfehlungen für den täglichen Bedarf an essentiellen Nährstoffen sind verschiedene, allgemein anerkannte Basisinformationen zu berücksichtigen:

- Der Stoffwechsel des entsprechenden Nährstoffs beim Menschen sollte im Detail bekannt sein
- Die auftretenden spezifischen Mangelerscheinungen bei unzureichender Versorgung mit dem Nährstoff sollten bekannt und definiert sein. Von Interesse ist der Bedarf, um das Auftreten derartiger Nährstoff-spezifischer Mangelsymptome zu verhindern. Auf der anderen Seite kann in Frage gestellt werden, ob die Akzeptanz eines ‚Mangelerscheinungskonzeptes' mit der Auffassung über die Wirkungsweise und Bedeutung der Vitamine einhergeht, da die Rolle der Vitamine am Gesamtstoffwechsel als wesentlich breiter angesehen werden muß, und nicht nur in der Verhinderung von Mangelsymptomen besteht.
- Eine derartige Auffassung führt direkt zum Konzept einer ‚optimalen Gesundheit', wobei vorausgesetzt wird, daß alle metabolischen Prozesse, in denen Vitamine beteiligt sind, voll arbeitsfähig sind. Als Konsequenz kann ‚optimale Gesundheit' als Zustand definiert werden, in welchem auf biochemischem Niveau durch eine ausreichende tägliche Aufnahme eine Verminderung essentieller Funktionen verhindert werden kann. Somit wäre die maßgebliche Norm einer unzureichenden Versorgung nicht das Auftreten spezifischer Mangelsymptome, sondern das Ziel, durch eine ausreichende tägliche Aufnahme das Erscheinungsbild eines latenten Mangels (borderline deficiency) zu verhindern. Die entsprechenden bestimmenden Parameter liegen dann auf biochemischer anstelle auf klinischer Ebene
- Die klinische Relevanz einer Zufuhr eines Nährstoffs über den eigentlichen Grundbedarf, der das Auftreten von klinischen Symptomen verhindert, ist hiermit die bedeutsame Größe.

Methoden, welche den Gesundheitszustand in Relation zu biochemischen Abläufen bringen, sind erarbeitet:

- Untersuchungen bestimmter biochemischer Parameter bei klinisch manifester Unterversorgung (Enzymaktivitäten, hämatologische, Vitamin-abhängige Parameter
- Bestimmung der Vitaminzufuhr, die zur Normalisierung dieser spezifischen Parameter notwendig ist
- Aufzeigen einer Beziehung zwischen biochemisch definierter Unterversorgung in Personen ohne klinischer Symptomatik und anderen meßbaren Größen (Wachstum, Arbeitskapazität, Immunokompetenz, geistiger Zustand)
- Verfolgung kinetischer Größen nach Verabreichung eines Nährstoffs unter Einhaltung gewisser diätetischer Bedingungen. Aus den erarbeiteten kinetischen Grundgrößen wie Umsatz (Turnover), Halbwertszeit, Körperpool, lassen sich Rückschlüsse auf den täglichen Bedarf ziehen.

Ein wichtiger Gesichtspunkt bei der Ermittlung von Bedarfswerten liegt in der Abhängigkeit solcher Richtwerte von beeinflussenden sozialen oder physiologischen Faktoren (Wachstumsrate, Schwangerschaft, Laktation, körperliche Leistung; Rauchen, Alkoholabusus).

Die Bedarfszahlen werden auf der Grundlage wissenschaftlicher Befunde erarbeitet und werden nicht als Mindestwerte angesehen, da sie für die Gesamtheit der Bevölkerung anwendbar sein sollen.

Eine Übersicht der Untersuchungen zum täglichen Bedarf von Vitamin C wurde von Irwin und Hutchins [1] veröffentlicht. Der Bedarf wurde abgeschätzt unter Verwendung von Kriterien wie Vitamin-C-Blutspiegel oder Harnausscheidung von Vitamin C. Auch Untersuchungen zum Mindestbedarf an Ascorbinsäure wurden durchgeführt, der gerade noch das Auftreten von skorbutischen Mangelsymptomen verhindert. In anderen Studien wurde versucht, den Körper mit hohen Gaben von Vitamin C zu sättigen und den Bedarf aus dem Ausscheidungsverhalten abzuschätzen.

Ein wesentlicher Mangel bei der Interpretation derartiger Untersuchungsresultate ist die Analytik von Ascorbinsäure, insbesondere im Urin, worin die Differenzierung zwischen Ascorbinsäure und dessen Metaboliten nicht oder nur unzureichend erfolgte. Mit ^{14}C-markiertem Vitamin C konnten der Stoffwechsel dieses Nährstoffs sehr präzise verfolgt und Informationen über die kinetischen Grundgrößen erarbeitet werden.

Stoffwechsel der Ascorbinsäure beim Menschen

Beim Mensch wird Ascorbinsäure im proximalen Teil des Dünndarms durch einen Energie-verbrauchenden, Na^+-Ionen-abhängigen, elektroneutralen Transportmechanismus aufgenommen [2]. Da ein aktiver Transportmechanismus einen sättigbaren Vorgang darstellt, wird die relative Absorption bei Verabreichung hoher Dosen abnehmen. Kübler und Gehler [3] benutzten kinetische Größen zur Bestimmung der Absorptionsgrößen. Mit zunehmender Dosierung von 1,5 bis 12 g verminderte sich die Absorption von etwa 50 auf 16%. Eine Extrapolation dieser Befunde auf physiologische Aufnahmen (200 mg) ergab eine durchschnittliche Absorption von etwa 70%. Kallner und Mitarbeiter fanden eine durchschnittliche Absorption von 80—90% bei nicht rauchenden Männern, bei täglicher Aufnahme von 90 und 180 mg Vitamin C [4]. Die unvollständige Absorption von Vitamin C ist eine äußerst relevante Beobachtung für die Festlegung von Bedarfszahlen, da beim Nichtraucher bereits bis zu 20% der aufgenommenen Menge an Ascorbinsäure, selbst bei Aufnahmen bis 200 mg, während des Absorptionsvorganges für den Körper verloren gehen. Dieser Befund ist in den wenigsten Richtlinien für den Nährstoffbedarf berücksichtigt.

Die mit der Nahrung zugeführte Ascorbinsäure wird nach der Absorption im Dünndarm in die Organe oder Kompartmente verteilt und metabolisiert. Nicht metabolisiertes Vitamin C wird dann je nach Körperpoolgröße unverändert mit entsprechenden Metaboliten im Urin ausgeschieden. Die höchsten Konzentrationen an Vitamin C sind in Nebenniere und Hypophyse nachgewiesen worden. Leber, Milz und Gehirn zeigen ebenfalls hohe Konzentrationen.

Der Stoffwechsel der Ascorbinsäure ist von einer Anzahl Faktoren wie Species, Art der Verabreichung, Größe der Dosis und nicht zuletzt vom Vitamin-Status abhängig [5]. Im Gegensatz zum Meerschweinchen und Affen wird Ascorbinsäure in physiologischen Mengen und nach oraler Verabreichung beim Menschen nicht zu Kohlendioxid abgebaut. Hellman und Burns fanden nach Verabreichung von ^{14}C-markierter Ascorbinsäure weniger als 5% als $^{14}CO_2$ veratmet [6]. Aus menschlichem Urin konnten verschiedene Metabolite der Ascorbinsäure isoliert werden: Oxalat, Dehydroascorbat, 2,3-Diketogulonsäure, Ascorbinsäure-2-sulfat, 3-0-Methylascorbinsäure und Saccharoascorbat. Die durchschnittliche Ausscheidung im Stuhl ist kleiner als 2—3% [5]. Mit dem Urin werden täglich etwa 20 bis 25% in unveränderter Form als Ascorbinsäure ausgeschieden, 20% als Ketogulonsäure und etwa 40—50% wird zu Oxalat abgebaut eliminiert. Die Ausscheidung in Form der anderen Metabolite ist vernachlässigbar gering [5].

Infolge der zunehmenden Praxis, Ascorbinsäure in Grammdosen aufzunehmen, erfolgen immer wieder Warnungen, daß dies zu einer vermehrten Bildung von Oxalat führt, was eine höhere Nierensteinbildung zur Folge haben könnte. Nach (1-^{14}C)Ascorbinsäure-Aufnahme erscheint beim Menschen in 10 Tagen durchschnittlich 42% der verabreichten Radioaktivität im Urin. Hiervon konnten 44% als Oxalat nachgewiesen werden [6]. Dies bedeutet, daß Ascorbinsäure, wenn in Milligramm-Mengen verabreicht, etwa zur Hälfte der täglichen Oxalatausscheidung von ungefähr 30—50 mg beiträgt. Der Stoffwechselumsatz von Ascorbinsäure zu Oxalat ist jedoch limitiert. So verursacht eine tägliche Aufnahme von 4 g keine signifikante Erhöhung der Oxalatausscheidung. Erst eine Aufnahme von 9 g resultierte in einer Erhöhung der Oxalatausscheidung auf 95 mg [7]. 10 g Ascorbinsäure täglich erhöhen die durchschnittliche Oxalatausscheidung im Harn nur geringfügig von 50 auf 90 mg pro Tag [8]. Dieser Anstieg muß als unbedenklich angesehen werden, insbesondere, wenn man ihn mit den durch die Nahrung bedingten Veränderungen in der Oxalatausscheidung vergleicht, die je nach Mahlzeit Ausscheidungen von bis zu einigen hundert Milligramm verursachen [9].

Kinetische Untersuchungen beim Menschen

Mehrere der früher durchgeführten Studien über die Kinetik der Ascorbinsäure können nicht zur Ermittlung von Richtwerten für den täglichen Bedarf herangezogen werden, da diese Untersuchungen einen erheblichen Stoffwechsel von

Ascorbinsäure via Kohlendioxid zeigten. Wie eindeutig gezeigt werden konnte, waren diese Befunde bedingt durch die Verwendung nicht frisch zubereiteter markierter Substanz. Nach heutigen Kriterien kann man demnach nur die Studien der Arbeitsgruppe Baker/Hodges heranziehen [10, 11, 12]. Hier wurden Körperpoolgröße und Umsatzraten von Ascorbinsäure ausschließlich aus Urindaten nach oraler Verabreichung von (1-^{14}C)Ascorbinsäure bei Freiwilligen, die eine Vitamin-C-freie Diät erhielten, ermittelt. Die Resultate können wie folgt zusammengefaßt werden:

- Im Vitamin-C-Mangel werden etwa 3% des vorhandenen Körperpools der Ascorbinsäure täglich umgesetzt
- Ascorbinsäure als solche wird erst dann im Urin ausgeschieden, wenn der Körperpool an Ascorbinsäure 1,5 g erreicht
- Die ersten klinischen Symptome wurden bei einer verbleibenden Restpoolgröße von etwa 400 mg beobachtet.

Hieraus wurde gefolgert, daß die Poolgröße durch zusätzliche Einnahmen von Vitamin C nicht mehr erhöht werden kann. Dies würde jedoch bedeuten, daß der Pool gesättigt ist, und daß Ascorbinsäure dann lediglich **ohne** Equilibrierung mit den vorhandenen Körperreserven sofort wieder ausgeschieden wird. Auf der anderen Seite würden diese Resultate bedeuten, daß eine tägliche Aufnahme von 3% von 1,5 g notwendig wäre, diese angenommene Sättigung aufrechtzuerhalten.

Die Resultate von Baker/Hodges [10 bis 12] unterliegen wesentlichen Einschränkungen:

1. Die Untersuchungen wurden an mit Vitamin-C-verarmten Probanden und nicht an physiologisch normalen Probanden durchgeführt. Untersuchungen zur Verteilung von (1-^{14}C) Ascorbinsäure an Meerschweinchen im Vitamin-C-Mangel, mit Ganztierautoradiographie durchgeführt, zeigten, daß hauptsächlich ein tiefes Kompartment die Abbaurate im Vitamin-C-Mangel bestimmt [13]. In diesem Kompartment sind Gehirn und Nebennieren assoziiert, während die meisten Gewebe sowie der Plasmapool bereits an Ascorbinsäure verarmt sind. Unter der Annahme, daß dieser Tierbefund auf die Verhältnisse beim Menschen übertragbar ist, bedeutet dies, daß sich die mit etwa 3% angegebene Umsatzrate lediglich auf das tiefe Kompartment bezieht, das im Vitamin-C-Mangel untersucht wurde. Demnach bestimmten Baker/Hodges lediglich den Turnover des tiefen Kompartments [10—12]. Da weitere Kompartimente unter normalen physiologischen Bedingungen zum Gesamtumsatz beitragen, ist eine höhere Umsatzrate für Ascorbinsäure (>3% von 1,5 g) erforderlich, um die Körperreserven aufrechtzuerhalten.
2. Die alleinige Verwendung von Urindaten für die Bedarfsermittlung resultiert in einer Überschätzung der Poolgröße. Dies ist im Fall der Ascorbinsäure aber geringfügig, da die Metabolite rasch ausgeschieden werden.
3. Nach oraler Verabreichung ist bei der Absorption mit einem Verlust von bis zu 20% der Dosis zu rechnen [4].

Eigene Untersuchungen zur Kinetik der Ascorbinsäure

Die oben angeführten Punkte haben uns veranlaßt, die Kinetik der Ascorbinsäure beim gesunden Freiwilligen nochmals zu untersuchen. Zur Beurteilung haben wir sowohl Plasma- als auch Urinausscheidungsdaten verwendet, die nach oraler Verabreichung einer einzigen (1-^{14}C)markierten Dosis an Ascorbinsäure erhalten wurden [14].

Die Untersuchungen wurden im sogenannten ‚steady state' ausgeführt (Parameter: Plasma-Ascorbinsäure-Konzentration). Die konstanten Vitamin-C-Bedingungen wurden durch Einhaltung einer vorgeschriebenen Vitamin-C-armen Diät und jeweiliger Verabreichung unterschiedlicher oraler Zusätze an Vitamin C aufrechterhalten. Durch die Anwendung eines kinetischen Modells wurden zugängliche kinetische Parameter wie Halbwertszeit der Ascorbinsäure, Gesamtkörperreserven an Ascorbinsäure, Absorptionsraten, Umsatzraten von Vitamin C (Turnover) und der Umsatz von Stoffwechselprodukten von Vitamin C (metabolischer Turnover) bestimmt.

Von besonderem Interesse waren Beziehungen zwischen Turnover, Plasma-Ascorbat-Konzentration und Gesamtkörperreserven an Vitamin C und dem täglichen Bedarf. Diejenige Aufnahme an Vitamin C wurde als die tägliche notwendige Zufuhr angesehen, bei der die vorhandenen Gesamtkörperreserven nur noch unbedeutend durch weitere Zulagen zur Nahrung erhöht werden konnten. Diese Auffassung wäre mit unserer Vorstellung von ‚optimaler Gesundheit' vereinbar, d. h. alle Körperfunktionen, an denen Ascorbinsäure beteiligt ist, würden ihre physiologische Wirksamkeit optimal ausführen.

Das Arbeitsprotokoll unserer Untersuchungen umfaßte Nichtraucher, die eine möglichst Vitamin-C-freie Nahrung aufnahmen. Die Probanden wurden in 4 Gruppen eingeteilt und erhielten 30, 60, 90 oder 180 mg Ascorbinsäure täglich, um einen ‚steady state' aufzubauen. Nach einer 3wöchigen Equilibrierungszeit wurde einmalig eine

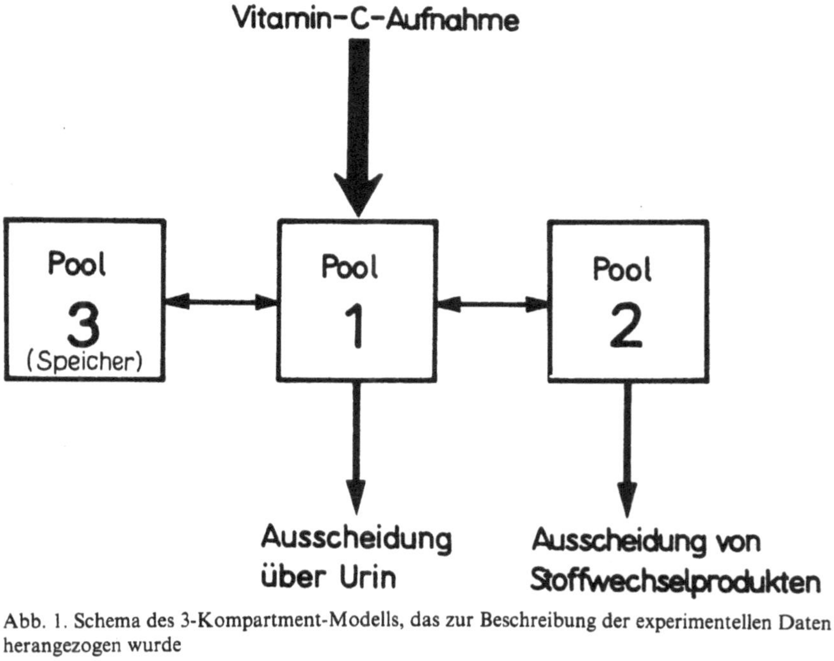

Abb. 1. Schema des 3-Kompartment-Modells, das zur Beschreibung der experimentellen Daten herangezogen wurde

einzige orale Dosis von 20—25 µCi (1-^{14}C)Ascorbinsäure gegeben. Die Probanden verblieben auf dem entsprechenden Dosierungsschema an unmarkiertem Vitamin C für weitere 2 Wochen. Als Parameter wurden die Abnahme-Kurve der Gesamtradioaktivität im Plasma, die Plasma-Vitamin-C-Konzentration, die Gesamtradioaktivität im Urin, die Radioaktivität als (1-^{14}C)Ascorbinsäure und die Ausscheidung an nicht-markiertem Vitamin C bestimmt. Die Studie wurde beendet durch eine einwöchige Periode hoher Ascorbinsäureaufnahme (4 × 1 g täglich) [14].

Die Verlaufskurve der ^{14}C-Radioaktivität im Plasma ermöglicht eine grobe Abschätzung über das zu verwendende kinetische Modell, welches es erlaubt, die experimentellen Resultate in ihrer Gesamtheit zu beschreiben. In unserem Fall haben wir ein 3-Kompartment-Modell gewählt (Abbildung 1). In einem zentralen Kompartment 1 wird zunächst das absorbierte Vitamin C verteilt; aus diesem Pool wird Ascorbinsäure auch via Urin eliminiert. Zwei weitere Kompartmente sind mit dem zentralen Kompartment equilibriert: der Pool 2 stellt ein schnell austauschendes Kompartment vor, in dem auch Vitamin C metabolisiert wird und von dem anfallende Stoffwechselprodukte ausgeschieden werden. Der Pool 3 wird als ein tiefes Kompartment gesehen, das hauptsächlich als Speicher betrachtet wird und vergleichbar mit dem von Baker/Hodges [10—12] im Vitamin-C-Mangel untersuchten Pool ist.

Die Bestimmung des im Urin ausgeschiedenen nicht metabolisierten Anteils an (1-^{14}C)Ascorbinsäure zeigt, daß auch bei kleinen Aufnahmen (1 × 30 mg täglich) Ascorbinsäure als solche ausgeschieden wird (etwa 6—7% der Gesamtradioaktivität im Urin). Dies steht im Gegensatz zu früheren Befunden [10—12], aus denen gefolgert wurde, daß nur dann Vitamin C im Urin erscheint, wenn die Gesamtkörperreserven größer als 1,5 g sind. Wie zu erwarten, erhöht sich die Ausscheidung an (1-^{14}C)Ascorbinsäure sowie die von Ascorbinsäure mit zunehmender Aufnahme an Vitamin C. So werden nach Verabreichung von 180 mg (4 × 45 mg) Ascorbinsäure ungefähr 90—100 mg unverändert ausgeschieden.

Die Diskussion der experimentellen Resultate wurde auf den totalen Turnover T_{TOT} bezogen, da die genaue Aufnahme an Ascorbinsäure trotz einer restriktiven Vitamin-C-armen Diät nicht bestimmbar war. Eine Korrelation zwischen der ‚steady state' Plasma-Vitamin-C-Konzentration $\bar{c}_1$ und dem Gesamtumsatz ist zu erwarten und wurde auch gefunden. Ebenfalls ist eine Beziehung gegeben zwischen Plasmaspiegel $\bar{c}_1$ und Aufnahme, wie sich aus kontrollierten Studien von anderen Autoren zeigen ließ (Abbildung 2). Der Gesamtumsatz T_{TOT} steht mit der absorbierten Menge an Ascorbinsäure in Beziehung und ist über die Absorption

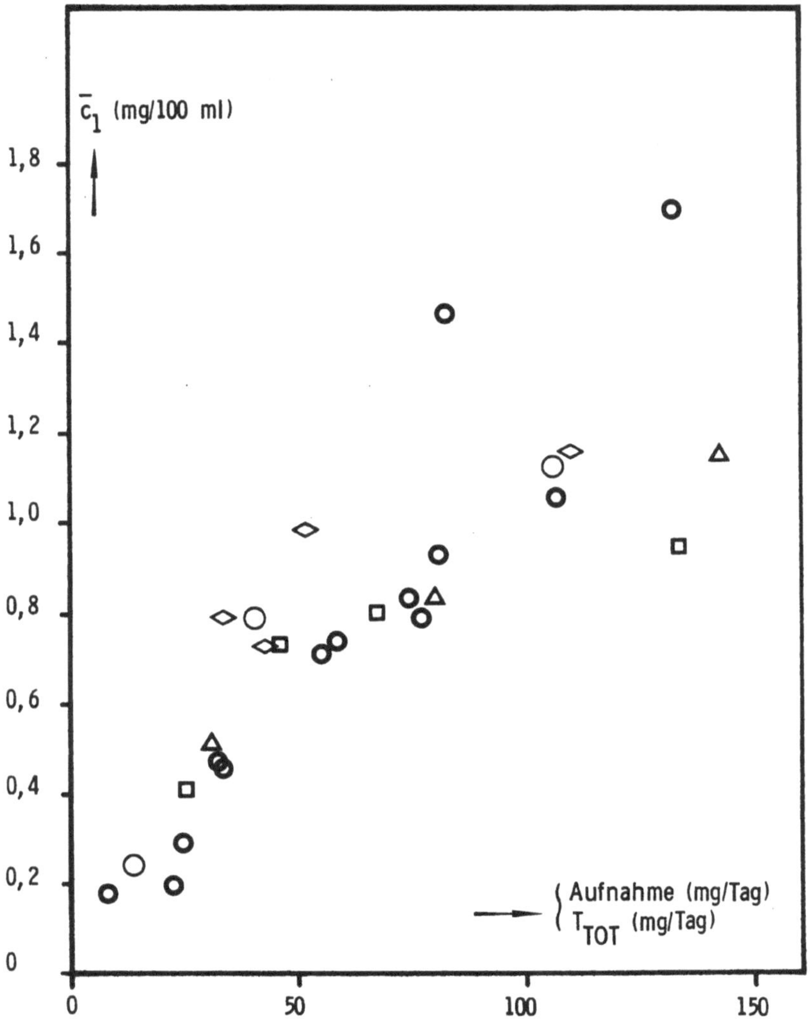

Abb. 2. Plasma-Vitamin-C-Konzentration $\bar{c}_1$ in Beziehung zum Gesamtumsatz T_{TOT} und zu kontrollierten Aufnahmen an Ascorbinsäure (Kallner und Mitarbeiter [14])

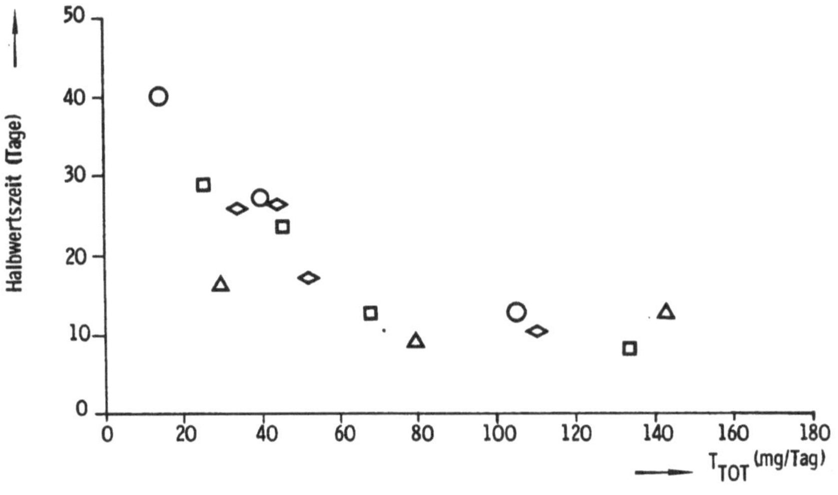

Abb. 3. Biologische Halbwertszeit von Vitamin C in Abhängigkeit vom Gesamtumsatz (Kallner und Mitarbeiter [14])

mit der tatsächlichen Aufnahme verbunden.
Die Halbwertszeit $\tau_{1/2}$ für Ascorbinsäure läßt sich aus dem linear verlaufenden Abfall der Plasmaradioaktivitätskurve errechnen. Mit zunehmendem Gesamtumsatz T_{TOT} nimmt diese auf etwa 10 Tage bei Umsätzen von 80 bis 120 mg/Tag ab. Bei kleineren Umsätzen steigt die Halbwertszeit auf 20—30 Tage an (Abbildung 3). Dies bedeutet, daß die an Vitamin-C-verarmten Probanden ermittelte Abbaurate von 3% der verfügbaren Körperreserven [10—12] nicht für den physiologisch normalen Zustand anwendbar ist. Eine höhere Aufnahme als 45 mg (3% von 1,5 g) pro Tag ist somit notwendig, um den bestehenden Pool aufrechtzuerhalten.
Der Gesamtumsatz T_{TOT} setzt sich aus dem renalen Umsatz T_{REN} (unmetabolisierte Ascorbinsäure) und dem sogenannten metabolischen Turnover T_{MET} (Umsatz der von Ascorbinsäure gebildeten Metabolite) zusammen. Der steile, rasch einsetzende Anstieg des renalen Umsatzes in Abhängigkeit von der Plasma-Vitamin-C-Konzentration deutet auf eine beginnende Sättigung des nach einem aktiven Mechanismus verlaufenden Rückabsorptionsmechanismus in der Niere hin. Dieser Effekt tritt etwa bei 0,8—1,0 mg/100 ml Plasma auf, entsprechend einem Gesamtumsatz von zirka 60 mg/Tag (Abbildung 4).
Auch der metabolische Umsatz T_{MET} erscheint in dem untersuchten Bereich bis 180 mg täglicher Aufnahme sättigbar. Die Sättigung wurde bei einer Ausscheidung von 40—50 mg Metabolite erreicht, was einem Gesamtumsatz von 60 mg entspricht (Abbildung 5). Gemäß unserer Definition der ‚optimalen Gesundheit' können wir annehmen, daß derjenige Gesamtumsatz T_{TOT} zur Festlegung von Bedarfszahlen herangezogen werden sollte, der sicherstellt, daß der metabolische Umsatz T_{MET} sich einer Sättigung annähert.

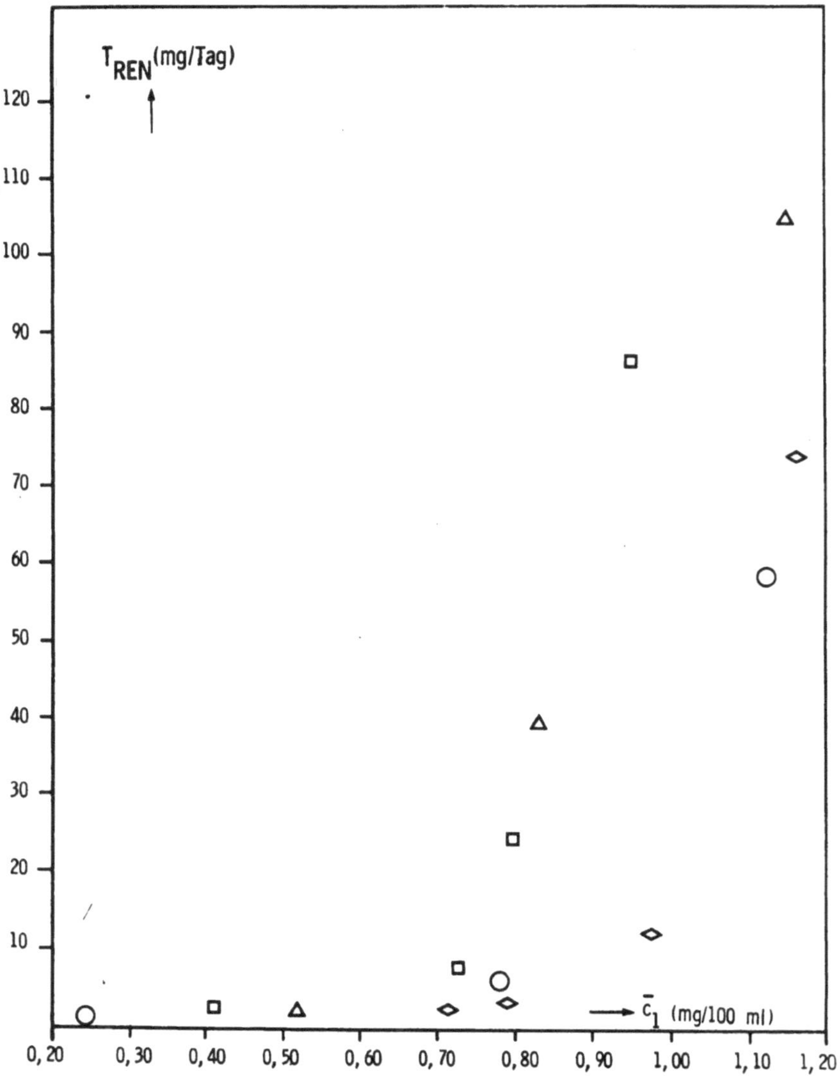

Abb. 4. Beziehung zwischen renalem Umsatz T_{REN} und Plasma-Vitamin-C-Konzentration (Kallner und Mitarbeiter [14])

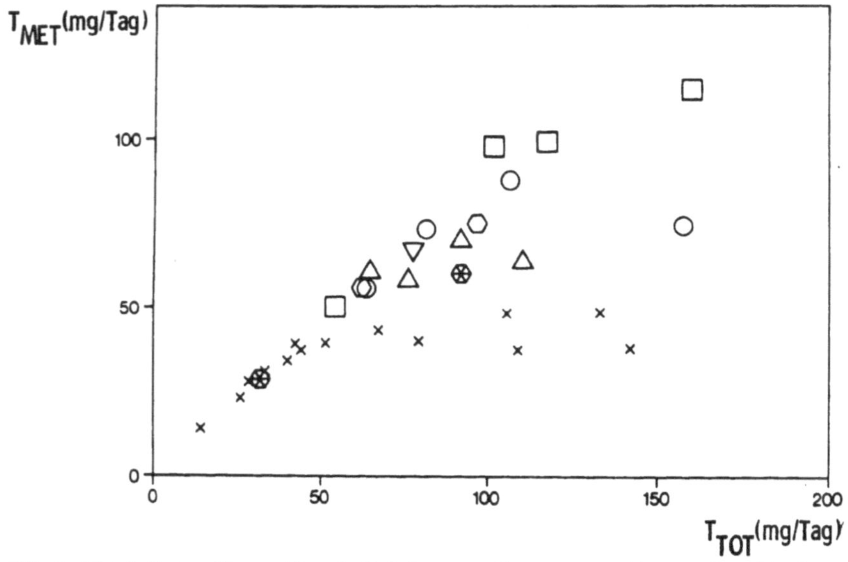

Abb. 5. Metabolischer Umsatz T_{MET} in Relation zum Gesamtumsatz T_{TOT} an Ascorbinsäure bei Nichtrauchern (Kreuze) und Rauchern (verschiedene Symbole) (Kallner und Mitarbeiter [14, 15])

Der Befund, daß die Bildung von Metaboliten bereits bei mengenmäßig geringer Aufnahme von Ascorbinsäure limitiert ist, bedeutet, daß der stoffwechselbedingte Beitrag der Ascorbinsäure zur Oxalatbildung und dessen Ausscheidung ebenfalls limitiert ist.
Die Anwendung des kinetischen Modells erlaubt die Bestimmung der Gesamtkörperreserven. In Abhängigkeit von der Aufnahme nähert sich der Pool einer Größe von etwa 20 mg/kg Körpergewicht an, dessen Aufrechterhaltung einen täglichen Gesamtumsatz T_{TOT} von mindestens 60 mg bedingt.
Unsere Resultate, erarbeitet am nicht-

rauchenden Probanden können wie folgt zusammengefaßt werden:

1. Ein Gesamtumsatz T_{TOT} von 60 mg Ascorbinsäure/Tag ist notwendig, um eine Sättigung des metabolischen Umsatzes T_{MET} bei etwa 40 bis 50 mg zu erreichen
2. Der Körperpool an Ascorbinsäure beträgt zirka 20 mg/kg Körpergewicht (1,5 g für einen Erwachsenen)
3. Ein Gesamtumsatz T_{TOT} von 60 mg pro Tag bedingt eine Vitamin-C-Plasmakonzentration von 0,8 bis 0,9 mg/100 ml
4. Da die Absorption von Ascorbinsäure zu 80—90% der Dosis bestimmt wurde, ist eine tägliche Aufnahme von 70—75 mg Vitamin C erforderlich, um den Gesamtumsatz T_{TOT} von 60 mg/Tag zu gewährleisten.

Die Konsequenz ist, um den Bedarf von mindestens 95% der männlichen nicht-rauchenden Bevölkerung abzudecken (bei einer ermittelten Standardabweichung von 14 mg [14]), einen Richtwert von 100 mg Ascorbinsäure für die tägliche Aufnahme dieses Vitamins zu empfehlen.

Vitamin-C-Bedarf von Rauchern

Raucher zeigen verminderte Plasma-Vitamin-C- sowie Leukozyten-Konzentrationen. Diese Unterschiede zu Nichtrauchern könnten ihre Ursache in ethnischen oder epidemiologischen Faktoren haben. Man kann daher auch annehmen, daß das Rauchen Absorption, Stoffwechsel oder Ausscheidung von Vitamin C beeinflußt. Deshalb wurde mit dem gleichen experimentellen Ansatz das kinetische Verhalten der Ascorbinsäure bei Rauchern untersucht [15].

Die erhaltenen Resultate zeigen, daß ein höherer Gesamtumsatz an Ascorbinsäure notwendig ist, um Plasma-Vitamin-C-Konzentrationen aufrechterhalten zu können, die denen bei Nichtrauchern vergleichbar sind. In der Untersuchung mit Nichtrauchern ergab sich eine Sättigung des metabolischen Umsatz T_{MET} bei etwa 40—50 mg täglich (Abbildung 5). Die Ergebnisse zeigen, daß Raucher einen wesentlich höheren metabolischen Umsatz haben: die Sättigung von T_{MET} ist auf etwa 70—90 mg/Tag erhöht (Abbildung 5), entsprechend einem Gesamtumsatz T_{TOT} von mindestens 90 mg. Dieser Umsatz ist etwa 30 mg höher bei Rauchern als bei Nichtrauchern und kann im Sinne einer Beteiligung von Vitamin C bei der Detoxifikation von durch Rauchen aufgenommenen Schadstoffen interpretiert werden.

In einer zusätzlichen Untersuchung [15] wurde die Absorption von Vitamin C bei Rauchern untersucht. Lediglich 70 bis 80% (Mittelwert 76%) der Dosis an Vitamin C wurde absorbiert, was einem Absorptionsverlust von bis zu 30% entspricht (Nichtraucher 10—20%).

Unter Berücksichtigung dieses Befundes ergibt sich ein totaler Umsatz von etwa 110 mg Ascorbinsäure, um eine Sättigung des metabolischen Turnovers T_{MET} und, gemäß unserer Definition der ‚optimalen Gesundheit', eine optimale physiologische Wirkung der Ascorbinsäure zu erreichen. Unter der Annahme einer den Nichtrauchern vergleichbaren Standardabweichung von etwa 14 mg ist zur Abdeckung des täglichen Bedarfs an Vitamin C (95% der männlichen rauchenden Bevölkerung) ein Richtwert von 140 mg Vitamin C/Tag zu empfehlen [15].

Ein weiterer Befund zeigt, daß die Halbwertszeit der Ascorbinsäure bei Rauchern im Gegensatz zu der bei Nichtrauchern bei niedrigem Umsatz vermindert ist. Raucher mit niedrigen Plasma-Vitamin-C-Werten haben somit ein erhöhtes Risiko, in ein marginales Vitamin-C-Defizit zu kommen, sollte die tägliche Vitamin-C-Aufnahme nicht ausreichend sein.

Der tägliche Bedarf von Rauchern ist um etwa 40% höher als der von Nichtrauchern, was insbesondere durch einen vermehrten metabolischen Umsatz bedingt ist. Der in der Literatur beschriebene Befund verminderter Vitamin-C-Konzentrationen im Plasma bei Rauchern ist somit nicht ausschließlich einer Veränderung der Eßgewohnheiten zuzuschreiben.

Klinische Bedeutung von Bedarfszahlen

Die Relevanz von Vitamin-C-Plasmakonzentration oder der täglichen Aufnahme an diesem essentiellen Nährstoff in bezug auf die Gesundheit ist zweifelsohne der herausragende Aspekt. Mit der Entwicklung biochemischer Methoden zur Beurteilung des Ernährungsstatus oder anderer Methoden zur Bestimmung von Funktionen wie Wachstum, Arbeitskapazität, geistiges Verhalten, Aufnahmefähigkeit, Immunokompetenz oder Ermüdung konnten zunehmend Daten erarbeitet werden, die aufzeigen, daß eine subklinische Mangelernährung in gewissen Bevölkerungsgruppierungen auch in Europa auftritt.

Aus diesen Überlegungen heraus erscheint der Nachweis einer ausreichenden Versorgung mit Vitamin C von besonderem Interesse, d. h. der ‚Beweis', daß Aufnahmen von Vitamin C in den empfohlenen Größenordnungen von 100—140 mg eine klinisch relevante Bedeutung haben.

Derartige Untersuchungen liegen bereits vor. So berichtete Buzina [16], daß die körperliche Arbeitskapazität, gemessen als Sauerstoffverbrauch pro kg Körpermasse, im Zusammenhang mit Serumeisen, Vitamin-C- und Vitamin-B_2-Versorgung steht. In einer Interventionsstudie, bei der 70 mg Vitamin C zusammen mit 2 mg Vitamin B_2 und 2 mg Vitamin B_6 über 12 Wochen verabreicht wurde, normalisierte sich das ursprüngliche Vitamindefizit und eine statistisch signifikante Verbesserung der körperlichen Leistungsfähigkeit konnte beobachtet werden. Gemäß unseren kinetischen Untersuchungen würde eine Zulage von 70 mg Vitamin C einem Plasma-Vitamin-C-Spiegel von etwa 0,6—0,7 mg/100 ml entsprechen. Man kann hieraus folgern, daß eine Plasma-Vitamin-C-Konzentration von 0,8—0,9 mg/100 ml aufrechterhalten werden sollte.

In einer Untersuchung an schwangeren Frauen berichtete Clemetson [17], daß die Plasma-Histamin-Konzentration ansteigt, wenn die Ascorbinsäure-Konzentration im Plasma unter 1,0 mg% fällt. Ein stark signifikanter Anstieg wurde bei einem Vitamin-C-Gehalt von 0,7 mg/100 ml beobachtet. Eine Vitamin-C-Plasma-Konzentration von 1,0 mg/100 ml entspricht einer täglichen Aufnahme von etwa 120 mg. Ridge und Fairhurst [18] haben gezeigt, daß eine Plasma-Vitamin-C-Konzentration von 0,8 mg/100 ml notwendig ist, um die Sättigung des Liquors mit Ascorbinsäure im zentralen Nervensystem beim Menschen zu gewährleisten.

Neben diesen Befunden erscheint von Bedeutung, daß eine ausreichende und gleichbleibende nutritive Zufuhr mit Vitamin C von besonderer Bedeutung für eine zufriedenstellende Versorgung des Körpers mit Eisen ist [19]. Ascorbinsäure, mit der Nahrung aufgenommen, stimuliert die Absorption von in der Nahrung vorhandenem Eisen um ein Vielfaches und kann wesentlich dazu beitragen, daß Eisenmangelanämien, insbesondere bei Frauen im gebärfähigen Alter, vermieden werden können. Nicht zuletzt vermindert eine ausreichende Versorgung mit Ascorbinsäure zusammen mit der Nahrung die Bildung carcinogener Nitrosamine im Magensaft aus mit der Nahrung aufgenommenen Aminen und Nitrat bzw. Nitrit und trägt hierdurch zur Reduzierung von Magen- und Darmkrebs bei [20, 21].

Zusammenfassung

Stoffwechsel und Absorption von Vitamin C (Ascorbinsäure) beim Menschen werden im Hinblick auf den Bedarf dieses essentiellen Nährstoffes dargestellt. Die Kinetik wurde nach Verabreichung von (1-^{14}C)-markierter Ascorbinsäure sowohl bei Nichtrauchern als auch bei Rauchern untersucht, die bei einer Vitamin-C-armen Diät täglich Zulagen von 30—180 mg Vitamin C erhielten. Kinetische Parameter wurden auf der Basis von Eliminationskurven der Radioaktivität im Plasma sowie aus Urindaten bestimmt. Für die biologische Halbwertszeit der Ascorbinsäure wurden 10—20 Tage kalkuliert. Die Körperreserven erreichten etwa 20 mg pro kg Körpergewicht bei einer Plasma-Vitamin-C-Konzentration von 0,9 mg pro 100 ml; ein Gesamtumsatz von 60 mg/Tag (Nichtraucher) bzw. 90 mg (Raucher) war zur Aufrechterhaltung notwendig. Unter Berücksichtigung der unvollständigen Absorption (zirka 80%) ist eine tägliche Aufnahme von 70—80 mg Ascorbinsäure bei Nichtrauchern bzw. von etwa 110 mg Ascorbinsäure bei Rauchern erforderlich. Um mindestens 95% der nicht-rauchenden Bevölkerung zu erreichen, ist eine tägliche Aufnahme von etwa 100 mg zu empfehlen; Raucher haben einen um 40% erhöhten Bedarf (140 mg).

Literaturhinweise

[1] Irwin, M. I. und B. K. Hutchins: A conspectus of research on vitamin C requirement of man; J. Nutr. **106** (1976) 821 bis 879
[2] Toggenburger, G., M. Häusermann, B. Mütsch, G. Genoni, M. Kessler, F. Weber, D. Hornig, B. O'Neill und G. Semenza: Na^+-dependent, potential sensitive L-ascorbate transport across brush border membrane vesicles from kidney cortex; Biochem. biophys. Acta **646** (1981) 433 bis 443
[3] Kübler, W. und J. Gehler: Zur Kinetik der enteralen Ascorbinsäure-Resorption. Ein Beitrag zur Berechnung nicht dosisproportionaler Resorptionsvorgänge; Int. J. Vit. Res. **40** (1970) 443—453
[4] Kallner, A., D. Hartmann und D. Hornig: On the absorption of ascorbic acid in man; Int. J. Vit. Nutr. Res. **47** (1977) 383—388
[5] Hornig, D.: Metabolism of ascorbic acid; World Rev. Nutr. Diet. **23** (1975) 225—258
[6] Hellman, L. und J. J. Burns: Metabolism of L-ascorbic acid-l-C^{14} in man; J. biol. Chem. **230** (1958) 923—930
[7] Lamden, M. P. und G. A. Chrystowski: Urinary oxalate excretion by man following ascorbic acid ingestion; Proc. Soc. exp. Biol. N.Y. **85** (1954) 190—192
[8] Schmidt, K., V. Hagmaier, D. Hornig, J. P. Vuilleumier und G. Rutishauser: Urinary oxalate excretion after large intakes of ascorbic acid in man; Amer. J. clin. Nutr. **34** (1981) 305—311
[9] Hodgkinson, A.; In: Hodgkinson, A. ed.; Oxalate metabolism in animals and man. Oxalic acid in biology and medicine; London, Academic Press, 1977, 159—192
[10] Baker, E. M., J. C. Saari und B. M. Tolbert: Ascorbic acid metabolism in man; Amer. J. clin. Nutr. **19** (1966) 371—378
[11] Baker, E. M., R. F. Hodges, J. Hood, H. E. Sauberlich und S. C. March: Metabolism of ascorbic-1-^{14}C acid in experimental human scurvy; Amer. J. clin. Nutr. **22** (1969) 549—558
[12] Baker, E. M., R. E. Hodges, J. Hood, H. E. Sauberlich, S. C. March und J. E. Canham: Metabolism of ^{14}C- and ^{3}H-labelled L-ascorbic acid in human scurvy; Amer. J. clin. Nutr. **24** (1971) 444 bis 454
[13] Hornig, D., F. Weber und O. Wiss: Tissue distribution of labelled material in vitamin C-deficient guinea pigs after intravenous injection of (1-^{14}C)ascorbic acid or (1-^{14}C) dehydroascorbic acid; Int. J. Vit. Nutr. Res. **42** (1972) 511—523
[14] Kallner, A., D. Hartmann und D. Hornig: Steady-state turnover and body pool of ascorbic acid in man; Amer. J. clin. Nutr. **32** (1979) 530—539
[15] Kallner, A., D. Hartmann und D. Hornig: On the requirements of ascorbic acid in man: steady-state turnover and body pool in smokers; Amer. J. clin. Nutr. **34** (1981) 1347—1355
[16] Buzina, R.: The impact of marginal malnutrition on health and behaviour. In: Problems in nutrition research today; Aebi, H. E., Brubacher, G. B., Turner, M. R., eds.; Academic Press, London, 1981, 57—74
[17] Clemetson, C. A. B.: Histamin and ascorbic acid in blood; J. Nutr. **110** (1980) 662 bis 668
[18] Ridge, B. D. und E. Fairhusrt: Ascorbic acid concentrations in human plasma and cerebrospinal fluid; Proc. Nutr. Soc. **35** (1976) 57A—58A
[19] Hallberg, L.: Effect of vitamin C on the bioavailability of iron from food. In: Vitamin C (Ascorbic acid); J. N. Counsell, D. Hornig, eds.; Applied Science Publ., London, 1981, 49—61
[20] Ohshima, H. und H. Bartsch: The influence of vitamin C on the in vivo formation of nitrosamines. In: Vitamin C (Ascorbic acid); J. N. Counsell, D. Hornig, eds.; Applied Science Publ., London, 1981, 215—224
[21] Reed, P. I., K. Summers, P. L. R. Smith, C. L. Walters, B. Bartholomew, M. J. Hill, S. Venitt, D. Hornig und J. P. Bonjour: The effect of vitamin C on gastric juice nitrite and N-nitroso compound levels in achlorhydric subjects; World Congress of Gastroenterology, 1982 (Stockholm)

Dr. D. Hornig
Abt. für Vitamin- und Ernährungsforschung
Hoffmann-La Roche & Co. AG
Basel
Schweiz

Im VEB Fachbuchverlag Leipzig erschienen

Schlank werden und bleiben

Reduktionskost leicht gemacht — Schlankweg dem Bauch zu Leibe

von B. Gaßmann und H.-J. Goetze, 223 Seiten mit 29 teils farbigen Bildern und 54 Tabellen, Preis DDR 12,— M.

Achtung, Übergewichtige! Die Autoren legen hier ein Buch vor, das es dem Betroffenen ermöglicht, auf eine einfache und trotzdem wissenschaftlich fundierte Art sein Gewicht zu reduzieren. Um dieses Ziel zu erreichen, werden zahlreiche Rezepturen für 3 Reduktionskostformen mit unterschiedlichem Energiegehalt gegeben. So kann sich jeder „sein“ Essen selbst zusammenstellen. Es wird auch mitgeteilt, daß man durchaus an der Gemeinschaftsverpflegung teilnehmen kann, wenn bestimmte Verhaltensregeln beim Essen berücksichtigt werden.
Folgendes ist besonders positiv an diesem Buch: es ist so unterhaltsam, so nett „aufgemacht“ und verständlich, daß jeder, der es interessiert zur Hand nimmt, erst auf der letzten Seite mit dem Lesen aufhört, sich zwischendurch häufig des Schmunzelns nicht erwehren kann und außerdem viel lernt über gesunde Ernährungsweise.
Es soll hier nicht auf einige Fakten hingewiesen werden, die man bei einer Neuauflage verbessern könnte, das Negative des Buches muß aber erwähnt werden: es ist in einer viel zu geringen Auflage erschienen! Der Verlag gibt als Leserkreis an: Mitarbeiter der Gastronomie, der Gemeinschaftsverpflegung und Diätküchen des Gesundheitswesens, Übergewichtige. Das reicht nicht aus. Dieses Buch gehört nach meiner Meinung in jeden Haushalt! Es ergänzt geradezu auf eine originelle Art und Weise den Inhalt so vieler Kochbücher, die wir schon im Schrank zu stehen haben.
So bleibt z. Z. sicher nur der Gang in eine Bibliothek, um sich dieses Büchlein auszuleihen sowie die Hoffnung, daß der Fachbuchverlag ein offenes und recht großes Ohr hat und uns recht bald mit einer Nachauflage überrascht.

F. Baum

Die Fotos in diesem Heft stammen von INTERFLUG-Archiv (1) sowie ADN-Zentralbild (2).

Zeichnungen: Heidemarie Baumann

K. D. Schwenke

Ölsamen und Körnerleguminosen — Eiweißquellen für die menschliche Ernährung

Teil III: Antinutritive Faktoren

Als antinutritive Faktoren werden alle jene Substanzen in Nahrungsmitteln bezeichnet, die nach Verzehr nach kürzerer oder längerer Zeit mehr oder weniger schwere Gesundheitsstörungen bewirken. Unter diesen Stoffen stellen die Enzyminhibitoren und Haemagglutinine selbst Proteine dar.

Proteinase-Inhibitoren

Auf der Suche nach der Ursache für die wachstumshemmende Wirkung von rohem Sojamehl entdeckte Kunitz [1] 1944 den nach ihm benannten Trypsininhibitor als ersten pflanzlichen Proteinaseinhibitor, nachdem er bereits 1936 gemeinsam mit Northrop einen Trypsininhibitor aus Rinderpankreas kristallin dargestellt hatte.

Proteinaseinhibitoren erwiesen sich in der Folgezeit als im Tier- und Pflanzenreich weit verbreitete Faktoren, die deshalb auch in Lebensmitteln zu erwarten waren (Tabelle 1) [2—4]. Mit wenigen Ausnahmen stellen sie niedermolekulare Proteine dar (Molekulargewicht ~ 6000 bis 24000). Sie besitzen eine sehr kompakte Molekülstruktur, die durch Disulfidbrücken zwischen den Cysteinresten der Polypeptidkette stabilisiert wird und die Proteine sehr temperaturbeständig macht.

Von den bisher untersuchten pflanzlichen Proteinase-Inhibitoren sind der Kunitz-Trypsin-Inhibitor und der ebenfalls nach den Entdeckern benannte Bowman-Birk-Inhibitor [5—8] aus Sojabohnen in ihrer Zusammensetzung und Struktur am besten aufgeklärt [9]. Der Bowman-Birk-Inhibitor ist mit nur 71 Aminosäureresten das kleinste bisher in der Sojabohne nachgewiesene Protein. Er besitzt die Fähigkeit, sowohl Trypsin als auch Chymotrypsin zu hemmen. Die gegen diese Proteasen aktiven Stellen sind an entgegengesetzten Bereichen des relativ symmetrischen Moleküls angeordnet (Abbildung 1). Die aufgrund der großen Zahl von Disulfidbrücken hohe Temperaturstabilität des Inhibitors könnte für die Rest-Inhibitor-Aktivität in erhitzten Sojabohnenprotein-Produkten verantwortlich sein (Tabelle 2). Der aus 181 Aminosäure-Resten bestehende Kunitz-Trypsin-Inhibitor besitzt nur 2 Disulfidbrücken und eine weniger kompakte Struktur als der Bowman-Birk-Inhibitor (Abbildung 2). Sein aktives Zentrum ist die Arg(63)-Ile(64)-Bindung in einer großen, durch die Disulfidbrücke zwischen den Resten 39 und 86 gebildeten Schleife [10—12]. Die Röntgenstrukturanalyse des kri-

Tabelle 1
Beispiele für das Vorkommen von Trypsin-(TI)- und Chymotrypsin-(CI)-Inhibitoren [2, 4]

Herkunft	Molekulargewicht	Zahl der Disulfidbrücken
Eiklar „Ovomucoid" (TI-CI)	28000	9 bis 10
Serum-α-Antitrypsin	54000	1
basischer Rinderpankreas-TI[1]	6500	3
Schweine-Pankreas-TI	5700	3
Kunitz-Sojabohnen[2]-TI	22000	2
Bowman-Birk-Sojabohnen-TI-CI[1]	7800	7
Erdnuß-TI[3]	18000	6
Erdnuß-TI-CI	8000	7
Lima-Bohnen (Phaseolus lunatus)-TI (4 Inhibitoren)	83000 bis 9900	6 bis 8
Kartoffel-Knollen-TI-CI	24000	6

[1] thermostabil
[2] Es gibt weitere Sojabohnen-Proteinase-Inhibitoren
[3] Es sind mehrere Inhibitoren bekannt

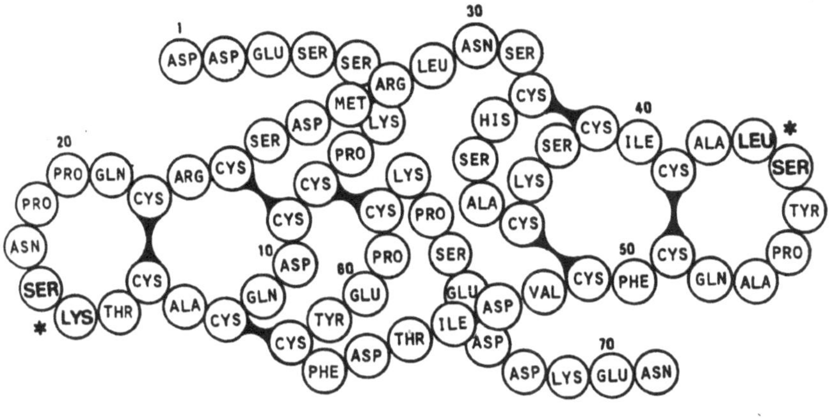

Abb. 1. Primärstruktur des Bowman-Birk-Sojabohnen-Inhibitors nach Odani und Ikenaka [9]. Die mit einem Sternchen versehenen Reste Lys-Ser und Leu-Ser stellen die trypsin- bzw. chymotrypsinaktive Stelle dar

stallinen Komplexes aus Trypsin und Inhibitor ergab zwei miteinander verknüpfte globuläre Strukturen (Abbildung 3) [13]. Das Überraschende ist, daß der sehr stabile Komplex nur von einer relativ kleinen Kontaktregion (12 von 181 Resten des Inhibitors) gebildet wird.

Allgemein läßt sich zum Mechanismus der Inhibitor-Wirkung sagen, daß das Enzym zunächst das aktive Zentrum des Inhibitors unter Spaltung der enzymspezifischen Peptidbindung angreift. Der Inhibitor dient also als Substrat. Aufgrund der Natur und räumlichen Anordnung der Aminosäurereste in der Kontaktregion wird dann ein stabiler Komplex gebildet, und das Enzym ist inaktiviert.

Die Folgen für den Organismus sind eine Vergrößerung (Hypertrophie) des Pankreas und eine Stimulierung der Sekretion von Pankreas-Enzymen. Die Hemmung der Proteinverdauung stimuliert andere endogene Sekretionsprozesse, so daß eine tiefgreifende Störung des Stoffwechsels und eine Wachstumshemmung bei Versuchstieren eintritt. Die Ausscheidung cystinreicher Proteine führt zu einem erhöhten Bedarf an dieser Aminosäure, so daß ein Teil des essentiellen Methionins in Cystin umgewandelt wird. Verabreichung von Methionin verbessert deshalb die Proteinverwertung und das Wachstum (Tabelle 2), obwohl weder die Hypertrophie der Pankreasdrüse noch die Trypsininhibitor-Aktivität vermindert sind. Rückkehr zur normalen Diät (ohne Inhibitor) führt allerdings zu einer Normalisierung der physiologischen Vorgänge [14—15a].

Die Trypsin-Inhibitor-Aktivität läßt sich durch Dampfbehandlung („Toastung") der Sojamehle bis auf eine geringe Restaktivität beseitigen. Bereits ein kurzfristiges Erhitzen (10 bis 15 min) bei 100 °C in einer feuchten Atmosphäre erhöht die Proteinverwertbarkeit auf einen Maximalwert (Tabelle 2), während trockenes Erhitzen ohne Einfluß bleibt. Somit hat die „Toastung" von Sojaprodukten eine wesentliche Bedeutung für die Herstellung von Proteinnahrungsmitteln auf Sojabasis. Ähnliches gilt auch für andere Trypsininhibitoren enthaltende Pflanzenprodukte.

Tabelle 2
Einfluß einer Hitzebehandlung und Methionin-Supplementierung auf Verwertbarkeit und antinutritive Aktivität von Sojamehlen bei Ratten (nach Liener)

Diät	PER-Wert[1]	Pankreas-Hypertrophie	Trypsininhibitor-Aktivität[2]
rohes Sojamehl	1,33	+	96,6
autoklaviertes Sojamehl	2,63	—	9,7
rohes Sojamehl + 0,6% Methionin	2,42	+	—

[1] Kontroll-Casein-Diät: 2,50
[2] Inhibitoreinheiten pro Milligramm Protein

Phytohämagglutinine

Phytohämagglutinine der Pflanzensamen besitzen die Eigenschaft, ähnlich den Agglutininen tierischen Ursprungs, rote Blutkörperchen mehr oder weniger spezifisch zu agglutinieren, d. h. das Blut einiger Tierarten wenig oder gar nicht, das anderer hingegen noch in hoher Verdünnung der entsprechenden Pflanzenextrakte zu verklumpen. Wegen dieser Spezifität einiger ihrer Vertreter (Blutgruppenspezifität) hat diese Proteinklasse auch den Namen „Lectine" (vom lateinischen „legere", auswählen) erhalten (Boyd). Bisher sind über 500 Agglutinine enthaltende Pflanzen bekannt geworden [16, 17]. Als erstes pflanzliches Lectin wurde das Ricin aus Ricinussamen bereits 1888 von Stillmarck untersucht [18].

Die Wirkung der Lectine beruht auf der Bindung an Zuckerreste von Zelloberflächen. Sie erinnert an jene der Immunoglobuline. Aus mehreren Untereinheiten zusammengesetzt (Tabelle 3) und in Molekulargewicht und physikochemischen Eigenschaften milieuabhängigen Veränderungen unterworfen, vermögen die Lectine mehrere Zuckermoleküle zu binden, wobei zweiwertige Metallionen eine vermittelnde Rolle spielen [17].

Man nimmt an, daß die Lectine nach Aufnahme mit der Nahrung die für die Absorption der Nährstoffe wichtigen Zellen der Darmschleimhaut blokkieren und so die Verminderung der Darmabsorption bewirken. Die Folge

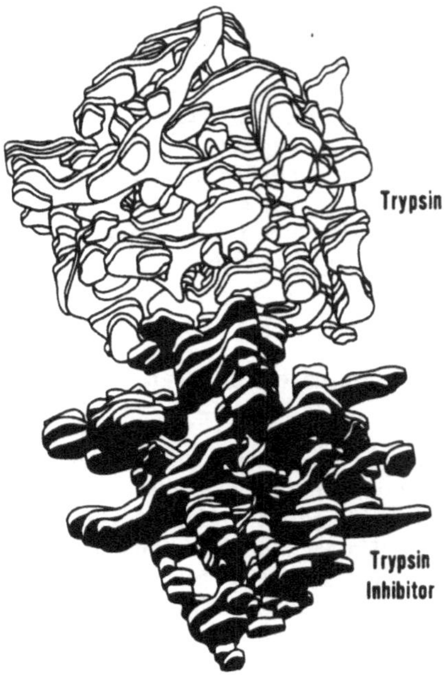

Abb. 3. Modell des kristallinen Komplexes aus Trypsin- und Kunitz-Trypsin-Inhibitor nach Röntgenstrukturuntersuchungen von Sweet und Mitarb. [13]

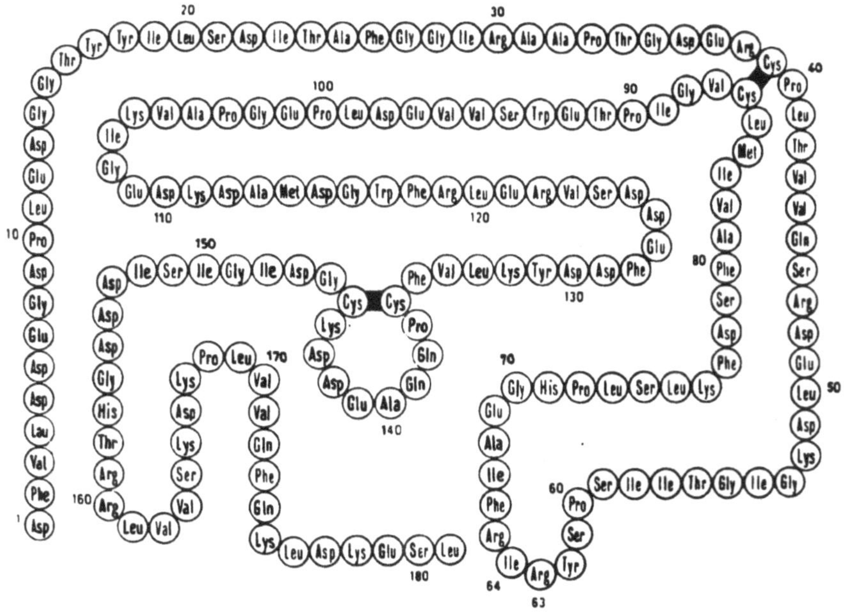

Abb. 2. Primärstruktur des Kunitz-Sojabohnen-Trypsin-Inhibitors nach Koide und Ikenaka [10]

ist eine erhöhte Kot- und Stickstoffausscheidung.
Werden rohe Gartenbohnen mit der Diät an Ratten verfüttert, so tritt nach rapider Gewichtsabnahme innerhalb von 10 bis 14 Tagen der Tod der Versuchstiere ein. Wird dagegen den Tieren die gleiche Diät mit gekochten Bohnen verabreicht, so beobachtet man eine Gewichtszunahme und normales Wachstum. Die für die negative Wirkung der Bohnen verantwortlichen Lectine lassen sich also durch Erhitzen inaktivieren. Ähnliches gilt auch für andere Leguminosen [19].
Die meisten bekannten Lectine stellen Glykoproteine dar, d. h. sie sind Proteine mit einem gewissen Anteil (5 bis 6 %) chemisch gebundener Zucker (Oligosaccharide). Ihre Unspezifität oder Spezifität resultiert aus einer unterschiedlichen Fähigkeit zur selektiven Bindung bestimmter Zucker (Tabelle 3).
Aufgrund teilweise übereinstimmender Aminosäuresequenzen von Lectin-Polypeptidketten kann man heute von einer strukturellen Homologie der Lectine verschiedener Leguminosen-Species und -Stämme sprechen. Das betrifft z. B. die Lectine aus Vicia sativa, Pisum sativum, Vicia faba, Lens culinaris und Canavalia ensiformis (Reihenfolge abnehmender Verwandtschaft). Eine teilweise Homologie besteht sogar zwischen dem Lectin der Jackbohne (Concanavalin A) und einem Ricinusbohnen-Lectin (Ricin D).
Letzteres stellt ein interessantes Beispiel für die Abhängigkeit der biologischen Aktivität eines Proteins von seiner Struktur dar. Das Protein besteht aus zwei Polypeptidketten (Alanin-endständige Kette mit dem Molekulargewicht 34000 und Isoleucin-endständige Kette mit dem Molekulargewicht 31000), die durch eine Disulfidbrücke miteinander verbunden sind. Das intakte Proteinmolekül ist hochtoxisch. Reduktive Spaltung der Disulfidbrücke beseitigt die Toxizität. Die einzelnen Polypeptidketten behalten jedoch ihre eigene Aktivität bei: die Alaninkette wirkt als Agglutinin, und die Isoleucinkette hemmt die Proteinsynthese eukariotischer Zellen [20, 21].

Tabelle 3
Eigenschaften einiger Phytohämagglutinine (nach Roth)

Herkunft (Name)		Molekulargewicht	Zahl der Untereinheiten	Blutgruppenspezifität	spezifische Zuckerbindung
Erdnuß — Arachis hypogaea		106500	4	-	D-Galaktose
Jackbohne — Canavalia ensiformis (Concanavalin A)		105000	4	—	D-Mannose D-Glucose
Sojabohne — Glycine max.		120000	4	—	N-Acetyl-D-galaktosamin
Helmbohne — Dolichos lablab		135000	4	A	α-N-Acetyl-D-galaktosamin
Linse — Lens culinaris	A	60000	2	—	D-Mannose D-Glucose
	B	40000	2	—	D-Mannose D-Glucose
Gartenbohne — Phaseolus vulgaris		140000	4	—	N-Acetylgalaktosamin
Limabohne — Phaseolus lunatus	II	247000	4	A, B	D-Galaktose
	III	147400	2	A, B	D-Galaktose
Erbse — Pisum sativum	I	54000	2	—	D-Mannose D-Glucose
	II	53000	2	—	D-Mannose D-Glucose
Ackerbohne — Vicia faba (Favin)		47500	2	—	D-Mannose D-Glucose
Rizinusbohne — Rizinus communis					
Rizin I		120000	4	—	β-D-Galaktose
Rizin II		60000	2	—	β-D-Galaktose N-Acetylgalaktosamin

Toxische Aminosäuren

Einige toxische Faktoren in Leguminosen- und Ölsamen stellen Derivate von Aminosäuren dar. Dazu gehören die sogenannten **Lathyrogene**, d. h. **Lathyrismus** erzeugende Faktoren, in Platterbsen (Lathyrus-Species). Bei häufigem Genuß von Platterbsen kommt es zu Mißbildungen des Knochengerüstes (Osteolathyrismus) bzw. zu Schädigungen des Nervensystems (Neurolathyrismus). Verantwortlich für die Entstehung des Osteolathyrismus ist β-Aminopropionitril bzw. sein Derivat β-(N-γ-Glutamyl)-aminopropionitril, das in L. odoratus, L. papillus und L. hirsutus vorkommt und durch Reaktion mit dem Enzym Lysinoxydase die normale Bildung des Bindegewebes hemmt [14—16, 22, 23].
Für die Entstehung des Neurolathyrismus werden α, γ-Diaminobuttersäure (L. latifolius, L. sylvestris), β-N-Oxalyl-α, β-diaminopropionsäure (L. sativus, L. cicera, L. clymenum) sowie das in der Saatwicke (Vicia sativa) vorkommende β-Cyano-L-alanin verantwortlich gemacht.
Aminosäurederivate sind auch die als **„Antivitamine"** wirkenden Stoffe Linatin aus Leinsamen (Linum usitatissimum) und Canavanin bzw. dessen Abbauprodukt Canalin aus der Helmbohne (Canavalia ensiformis) und zahlreichen anderen Leguminosensamen. Beide reagieren mit Pyridoxalphosphat (Vitamin B_6) und hemmen so die Enzyme, bei denen dieses als Cofaktor wirkt [15, 24].

Toxische Glykoside

Während des 1. Weltkrieges traten in verschiedenen europäischen Ländern Blausäure-Vergiftungen nach dem Genuß von Limabohnen (Phaseolus lunatus) auf, die aus Java, Puerto Rico und Burma importiert worden waren. Limabohnen enthalten ähnlich anderen Samen (z. B. Sorghum-Hirse, Leinsamen, Bittermandeln) sogenannte **Cyanogene**. Das sind Verbindungen von Zuckern (sog. Glykoside), die beim Kochen oder nach Einwirkung von Enzymen (z. B.

im Magen-Darm-Trakt) Blausäure (Cyanwasserstoff) abgeben. In vielen Leguminosen ist der Blausäure-Gehalt allerdings so gering, daß akute Vergiftungserscheinungen nicht auftreten. Dazu gehören die Gartenerbse (Pisum sativum), die Gartenbohne (Phaseolus vulgaris), die Kuhbohne (Vigna sinensis), die Kichererbse (Cicer arietinum) und die Taubenerbse (Cajanus cajan) (Tabelle 4) [25].

Tabelle 4
Cyanid-Gehalt einiger Pflanzen (nach Montgomery)

Pflanze	HCN [mg/100 g]
Limabohne (Phaseolus lunatus)	
— Proben mit hohem Cyanidgehalt (Gefahr ernsthafter Vergiftung)	210,0—312,0
— normale Proben	14,4—16,7
Sorghum-Hirse	250,0
Cassava	113,0
Leinsamen-Mehl	53,0
Chinesische Wicke (Vigna sinensis)	2,1
Erbse (Pisum sativum)	2,3
Nierenbohne (Phaseolus vulgaris)	2,0
Kichererbse (Cicer arietinum)	0,8
Taubenerbse (Cajanus cajan)	0,5

Zu den glykosidischen Toxinen zählen auch die Thioglykoside der Samen von Kreuzblütlern wie Raps, Senf u. a.
Diese sogenannten Progoitrine (Vorläufer von Kropfbildnern) werden durch ein Enzym (Thioglucosidase, in diesem Falle „Myrosinase“) in den Zucker (Glucose) und die zuckerfreie Komponente („Aglykon“), ein Isothiocyanat, gespalten [15, 26, 37].
Dieses und sein Reaktionsprodukt 5-Vinyl-thiooxazolidon stellen die eigentlichen **Goitrogene**, die Kropfbildner, dar. Sie setzen die Verwertbarkeit der Nahrung herab, regen die Produktion des „Schilddrüsen stimulierenden Hormons“ (Thyreotropin) in der Hypophyse und somit eine Vergrößerung (Hypertrophie) der Schilddrüse an und stören den Jodstoffwechsel und die Synthese des Schilddrüsenhormons Thyroxin. Aus diesem Grunde ist der Einsatz der Raps-Extraktions-Rückstände oder Ölkuchen in der Tierernährung sehr begrenzt. Der Einsatz von Rapsmehlen in der Humanernährung ist an eine völlige Entgiftung gebunden. Zahlreiche Untersuchungen über eine extraktive oder chemische Eliminierung der Thioglycoside und ihrer Folgeprodukte sind deshalb in der Fachliteratur der letzten Jahre beschrieben. Größte Bedeutung aber haben die Versuche der Züchter, thioglycosidfreie Rapssorten zu kultivieren.
Im Pflanzenreich weit verbreitete Glykoside sind die sogenannten **Saponine**, bitter schmeckende, schaumerzeugende Stoffe, deren Aglykon („Sapogenin“) ein triterpenoider Alkohol ist [14, 16]. Sie kommen u. a. in Sojabohnen, Erdnüssen, Gartenbohnen und Erbsen vor und bewirken, wenn sie ins Blut gelangen, eine Hämolyse (Auflösen der roten Blutkörperchen) infolge einer Wechselwirkung mit den Lipiden der Zelloberfläche.
Sojabohnen enthalten mindestens 5 verschiedene Saponine (Aglykone = Sojasapogenole A, B, C, D, E) [28, 29]. Deren Wirkung kann durch unspezifische Reaktion mit den Proteinen im Sojaschrot „maskiert“ werden [30]. Tatsächlich ist bei Fütterungsversuchen an Hühnern, Ratten und Mäusen, denen die dreifache Menge der normalerweise in Sojamehl enthaltenden Saponine verabreicht wurde, eine schädliche Wirkung nicht festgestellt worden [31]. Saponine werden durch bakterielle Enzyme im Darmtrakt hydrolysiert. Bisher konnten jedoch weder Saponine noch deren Aglykone im Blut der Versuchstiere nachgewiesen werden. Aufgrund der vorliegenden Ergebnisse können zumindest die Sojasaponine aus der Gruppe der antinutritiven Substanzen ausgegliedert werden.

Tabelle 5
Östrogenaktivität von Isoflavon-Derivaten in Sojabohnen im Vergleich mit Diäthylstilböstrol (nach Liener [16]; aus [32, 37, 38])

Verbindung	Konzentration (ppm)	relative Aktivität
Diäthylstilböstrol	—	1×10^5
Genistin	1644	1,00
Diadzin	581	0,75
Glycitein-7-0-β-glucosid	338	—
Coumöstrol	0,4	35

Ebenfalls als Glykoside kommen **Isoflavone** in Ölsamen und Leguminosen vor. Die Isoflavon-Derivate der Sojabohne besitzen die Wirkung von Oestrogenen (weibliche Sexualhormone) bei weiblichen Ratten und Mäusen. Die östrogene Aktivität von kommerziellen Sojabohnen-Schroten konnte nach Extraktion mit Methanol eliminiert werden. Zugabe der extrahierten Isoflavone zum Futter männlicher Tiere (Ratten) führte zu erheblichen Stoffwechselstörungen [33—36].
Ein Vergleich der Menge und Aktivität an Isoflavon-Derivaten in Sojabohnen mit der Aktivität von Diäthylstilböstrol (Tabelle 5), dessen Einsatz als wachstumsförderndes Mittel in der Tierproduktion wegen seiner schädlichen Nebenwirkungen auf den Konsumenten untersagt wurde, zeigt jedoch, daß die Konzentrationen der östrogenaktiven Verbindungen im Sojamehl bei den üblicherweise mit der Diät aufgenommenen Mengen nicht ausreichen, um schädliche Wirkungen hervorzurufen.

Phenolische Verbindungen

In den Pigmentdrüsen der Baumwollsamen kommt ein toxisches Polyphenol vor, das **Gossypol**. Dieses wird bei den häufig angewandten Verfahren der Ölgewinnung aus Baumwollsamen, nämlich dem hydraulischen Pressen oder Schneckenpressen, die die Pigmentdrüsen zerstören, in Freiheit gesetzt und kann mit den Proteinen der Samen reagieren. Dabei wird das Gossypol zwar entgiftet, die ε-Aminogruppen des Lysins im Baumwollsamenprotein werden jedoch blockiert, wodurch der verwertbare Anteil dieser essentiellen Aminosäure herabgesetzt und der biologische Wert des Proteins vermindert wird. [30].
Die Toxizität des Gossypols bei monogastrischen Tieren, insbesondere Schweinen, schränkt auch den Einsatz von gossypolhaltigem Baumwollsamenmehl in der Tierernährung ein.
Alternativen für die Gewinnung eines gossypolarmen oder -freien Baumwollsamenmehles hoher biologischer Wertigkeit als Proteinquelle für die menschliche Ernährung sind eine schonende Zerkleinerung der Baumwollsamen und der Ersatz drastischer Preßverfahren der Ölgewinnung durch eine Extraktion mit azeotropen Gemischen organischer Lösungsmittel und Wasser. Inzwischen ist es auch gelungen, pigmentdrüsenfreie Baumwollsorten zu züchten, deren Anbau und Verarbeitung das „Gossypolproblem“ lösen könnte.

Favismus erzeugende Stoffe

Ackerbohnen (Vicia faba) enthalten Faktoren, die bei Personen mit entsprechender Prädisposition eine als **Favismus** bezeichnete Krankheit auslösen können [40, 41]. Diese ist eine hämolytische Anämie, die möglicherweise durch die Mitwirkung eines Haemagglutinins ausgelöst wird. Die Krankheit ist weitgehend auf die Bewohner der Mittelmeerländer begrenzt. Sie kann bei disponierten Personen bereits durch den Pollen der Ackerbohne ausgelöst werden. Da es bisher noch nicht gelungen ist, die Pathogenese des Favismus im Tierexperiment exakt zu reproduzieren, ist man bei seiner Deutung noch weitgehend auf Annahmen angewiesen.

Die Erythrocyten der favismusdisponierten Individuen weisen eine Reihe biochemischer Anomalien auf, von denen die Verminderung des Gehaltes an reduziertem Glutathion und Glucose-6-phosphatdehydrogenase-Aktivität die auffälligsten sind.

Nach den heutigen Vorstellungen sind die Pyrimidine Divicin und Isouramil, die in der Natur als β-Glykoside Vicin und Convicin vorkommen, für den Favismus verantwortlich [40]. Durch invitro-Versuche wurde gezeigt, daß Divicin und Isouramil eine rasche Abnahme des Glutathion-Gehaltes von Erythrocyten bewirken, die einen Glucose-6-phosphatdehydrogenase-Mangel aufweisen. Diese Wirkung wird für den hämolytischen Effekt von Ackerbohnen verantwortlich gemacht. Da Ackerbohnen reich an Dopachinon sind, das ebenfalls die Oxydation von Glutathion katalysiert [42], muß dieses auch zu den möglichen Favismus erzeugenden Faktoren gezählt werden.

Divicin wurde bereits 1891 in der Erbse (Pisum sativum) und der Saatwicke (Vicia sativa) entdeckt [43]. Da der Favismus aber allein durch den Verzehr von Ackerbohnen hervorgerufen wird, ist die Rolle des Divicins als auslösender Faktor in Frage zu stellen [15].

Mycotoxine

Gefährliche Erkrankungen können nach dem Verzehr pflanzlicher Lebensmittel, die von Schimmelpilzen befallen sind, hervorgerufen werden [42]. Ein derartiger Befall tritt eventuell beim Lagern ein. Die von den verschiedenen Pilzarten erzeugten Toxine sind recht zahlreich. Genannt seien hier die sogenannten **Aflatoxine** des Schimmelpilzes Aspergillus flavus. Obwohl häufig in pilzbefallenen Erdnüssen gefunden, sind sie auch in anderen Ölsamen (Baumwollsamen, Copra, Nüssen) und Getreidearten (Mais, Reis) nachgewiesen worden. Aflatoxine führen, in größeren Mengen von Versuchstieren aufgenommen, zum Tode. In subletalen Dosen erzeugen sie Hepatitis, Leberzirrhose und Hepatome (Leberkrebs). Ihre Eliminierung aus den Nahrungsmitteln ist deshalb unbedingt erforderlich. Das beste Mittel ist die Verhütung eines Pilzbefalls durch geeignete Anbau-, Lagerungs- und Verarbeitungsbedingungen.

Verunreinigungen durch Aflatoxine lassen sich durch Extraktion des Samenmaterials mit polaren Lösungsmitteln (in Kombination mit der Ölgewinnung) entfernen oder z. T. durch Behandeln mit feuchter Wärme oder Ammoniak zerstören [43].

Literaturhinweise

[1] Kunitz, M.: Science **101** (1945) 668; J. Gen. Physiol. **29** (1946) 149

[2] Fritz, H. und H. Tschesche (Herausgeber): „Proceedings of the International Research Conference on Proteinase Inhibitors" (Munich, November 4—6, 1970); Walter de Gruyter, Berlin, New York 1971

[3] Fritz, H., H. Tschesche, L. J. Greene und E. Truscheit (Herausg.): „Proteinase Inhibitors"; Proceedings of the 2nd International Research Conference on Proteinase Inhibitors (Grosse Ledder near Cologne, October 16—20, 1973); Springer-Verlag Berlin, Heidelberg, New York 1974

[4] Weber, J. und H.-D. Belitz: Deutsche Lebensmittel-Rundschau **65** (1969) 78

[5] Bowman, D. E.: Proc. Soc. Eptl. Biol. Med. **63** (1946) 547

[6] Birk, I.: Biochim. Biophys. Acta **54** (1961) 378

[7] Birk, I., A. Gertler und S. Khalef: Biochem. J. **87** (1963) 281

[8] Birk, I. und A. Gertler: Biochem. Prep. **12** (1968) 25

[9] Odani, S. und T. Ikenaka: J. Biochem. **74** (1973) 697

[10] Koide, T. und T. Ikenaka: Eur. J. Biochem. **32** (1973) 417

[11] DiBella, F. P. und I. E. Liener: J. biol. Chem. **244** (1969) 2824

[12] Ozawa, K. und M. Laskowski, Jr.: J. biol. Chem. **241** (1966) 3955

[13] Sweet, R. M., H. T. Wright, I. Jann, C. H. Chotia und D. M. Blow: Biochemistry **13** (1974) 4212

[14] Liener, I. E. in: A. M. Altschul (Herausgeber) „World Protein Resources"; Amer. Chem. Soc., Washington 1966, S. 178

[15] Liener, I. E. in: G. Norton (Herausgeber) „Plant Proteins"; Buttersworth, London 1978, S. 117

[15a] Liener, I. E.: J. Amer. Oil Chemist's Soc. **58** (1981) 406

[16] Krüpe, M.: „Blutgruppenspezifische, pflanzliche Eiweißkörper (Phytoagglutinine)"; Ferdinand Enke-Verlag, Stuttgart 1956

[17] Roth, J.: „The Lectins"; VEB Gustav Fischer Verlag, Jena 1978

[18] Stillmarck, H.: Arch. pharmakol. Inst., Dorpat **3** (1889) 59

[19] Jaffé, W. G.: Qualitas Plantarum et Material Vegetabiles **17** (1969) 113

[20] Hara, K., M. Ischiguro, G. Funatsu und M. Funatsu: Agr. Biol. Chem. **39** (1975) 1631, 1639

[21] Taira, E., N. Ioshizuka, G. Funatsu und M. Funatsu: Agr. Biol. Chem. **42** (1978) 1927

[22] Rao, S. L. N., K. Malathi und P. S. Sarma: World Review Nutrition Dietetics **10** (1969) 214

[23] Sarma, P. S. und G. Padmanaban in: I. E. Liener (Herausgeber) „Toxic Constituents of Plant Foodstuffs"; Academic Press, New York 1969, S. 267

[24] G. A. Rosenthal: Eur. J. Biochem. **114** (1981) 301

[25] Montgomery, R. D.: s. Zitat [23], S. 143

[26] Van Etten, C. H.: s. Zitat [13], S. 103

[27] Rutkowski, A.: J. Amer. Oil Chemist's Soc. **48** (1971) 863

[28] Smith, H. M., J. M. Smith und F. J. Spring: Tetrahedron **4** (1958) 111

[29] Willner, D., B. Gestetner, D. Lavie, I. Birk und A. Bondi: J. Chem. Soc. 1964, Suppl. 1, 5885

[30] Ishaaya, I. und I. Birk: J. Food Sci. **30** (1965) 118

[31] Ishaaya, I., I. Birk, A. Bondi und I. Tencer: J. Sci. Food Agric. **20** (1969) 433

[32] Naim, M., B. Gestetner, S. Zilkah, I. Birk und A. Bondi: J. Agric. Food Chem. **22** (1974) 806

[33] Carter, M. W., G. Matrone und W. G. Smart Jr.: J. Nutrit. **55** (1955) 639

[34] Carter, M. W., W. G. Smart Jr. und G. Matrone: Proc. Soc. Exp. Biol. Med. **84** (1913) 506

[35] Nilson, A.: Acta Physiol. Scand. **56** (1962) 230

[36] Magee, A. C.: J. Nutrit. **80** (1963) 151

[37] Bickoff, E. M., A. L. Livingston, A. P. Hendrickson und A. N. Booth: J. Agric. Food Chem. **10** (1962) 410

[38] Knuckles, B. E., D. de Fremery und G. O. Kohler: J. Agric. Food Chem. **24** (1976) 1177

[39] Berardi, C. C. und L. A. Goldblatt: s. Zitat [23], S. 211

[40] Mager, J., A. Razin und A. Hershko: s. Zitat [23], S. 294

[41] Belsey, M. A.: WHO Bull. **48** (1973) 1

[42] Beutler, E.: Blood **34** (1970) 523

[43] Schulze, E.: Z. Physiol. Chem. **15** (1891) 140

[44] Wogan, G. N.: s. Zitat [14], S. 195

[45] Goldblatt, L. A.: s. Zitat [14], S. 216

Dr. sc. K. D. Schwenke
Zentralinstitut für Ernährung
der AdW der DDR
Potsdam-Rehbrücke

N. Bannert

Entwicklung von Frequenz und Menge der Nahrungsaufnahme beim Säugling

Die Chronobiologie des Kindes stellt im Gegensatz zum Erwachsenen einen ausgesprochen dynamischen Prozeß steter Veränderungen dar. Die kindliche Entwicklung vollzieht sich in einer zeitlichen Ordnung, der die morphologischen, funktionellen und geistig-seelischen Differenzierungen so unterworfen sind, daß die Bestimmung des Alters und der entsprechenden Parameter eine Grundvoraussetzung für Aussagen über die Physiologie des Kindes, aber auch der gesamten pädiatrischen Diagnostik ist. Aussagen über das gesunde und kranke Kind sind grundsätzlich nur im Zusammenhang mit der zeitlichen Entwicklung des Kindes zu machen.

Periodisch verlaufende zeitliche Strukturen sind auch im Kindesalter bei zahlreichen physiologischen Funktionen erkennbar. So zeigen Pulsfrequenz und Körpertemperatur beim Säugling in den ersten fünf Lebenswochen noch keine eindeutigen Veränderungen im Sinne einer 24Std.-Periodik. Erst ab der 4. Woche waren bei der Körpertemperatur und ab der 6. Woche bei der Pulsfrequenz Tag- und Nachtwerte deutlich zu erkennen.

Aus der Fülle der Befunde sollen hier nur Fragen interessieren, die mit der Nahrungsaufnahme beim normalgewichtigen reifen Säugling und deren zeitlichem Bezug zusammenhängen. Betrachtet man die Entwicklung von Frequenz und Menge der Nahrungsaufnahme beim Säugling, so ist hervorzuheben, daß die Fähigkeit zur Nahrungsaufnahme und das Kontaktbedürfnis beim reifen Säugling in voller Intensität vom ersten Lebenstag an vorhanden sind. Hunger des Kindes und sein Bedürfnis nach Kontakt oder Anwesenheitsbestätigung können anfangs gemeinsam gestillt werden.

Die Nahrungsaufnahme ist deswegen von Anfang an keine bloße Reaktion zwischen Säugling und Brust oder Flasche, sondern immer auch eine personelle Beziehung. Über den natürlichen Rhythmus des Bedürfnisses nach Nahrungsaufnahme beim Säugling gibt es prinzipielle theoretische Vorstellungen. Hassenstein [6] gab ein Modell, das einen Einblick in die Regulation geben soll (Abbildung 1). Die Regelgröße Versorgungszustand wird durch einen Fühler für negative Abweichungen kontrolliert. Seine Signale steigern den Antrieb zur Nahrungsaufnahme, der dann zum entsprechenden Verhalten führt, wenn äußere Reize, etwa die Berührung der Mutterbrust oder des Saugers, die Möglichkeit zur Nahrungsaufnahme signalisieren. In die Leitung, welche das Signal Hunger übermittelt, sollen Informationen zweier Biorhythmen verstärkend oder abschwächend eingehen: der Tag-Nacht-Rhythmus und ein Rhythmus, dessen Mittel anscheinend bei 4 Stunden oder einem Vielfachen von 4 Stunden liegt.

Dieses Regulationsmodell wird durch folgende Beobachtungen gestützt: Die Pausendauer zwischen den selbstgewählten Mahlzeiten eines gestillten Säuglings liegen trotz deutlicher Schwankungen vorwiegend bei 4, 8 oder 12 Stunden (Abbildung 2). Weiterhin war zu beobachten, daß vom 33. Lebenstag an nachts nur noch wenige Mahlzeiten verlangt werden, ab dem 40.—42. Tag war der Zeitpunkt der Mahlzeiten weitgehend in einem festen Rhythmus. Vom 77. Tag an kam es durch freiwilligen Verzicht auf die Spätmahlzeit zu einer 12Std.-Nachtpause [8] (Abbildung 3).

Ähnliche Beobachtungen wurden schon um die Jahrhundertwende von dem Pädiater Peer [2] veröffentlicht. Bei einer Pausendauer von 4 Stunden scheint auch ein Optimum für die aufzunehmende Nahrungsmenge zu sein [9] (Abbildung 4). Es gibt jedoch Beobachtungen bei Naturvölkern, aber auch unter europäischen Lebensbedingungen, die auf kürzere Nahrungspausen hinweisen, die durch das Schreisignal des Säuglings angegeben werden. Bedeutsam ist folgendes: Bei ad-libitum-Fütterung findet man anfangs nur eine schwach ausgeprägte Periodik, die allmählich — wodurch auch immer — zu einem stabilen, vom Kind gesteuerten Rhythmus wird. Eine Nachtpause bei der Nahrungsaufnahme entspricht

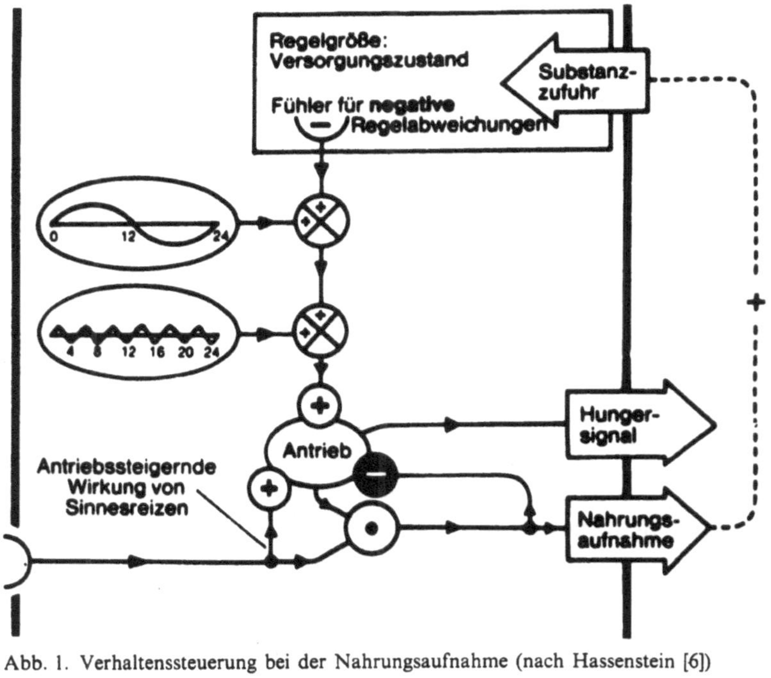

Abb. 1. Verhaltenssteuerung bei der Nahrungsaufnahme (nach Hassenstein [6])

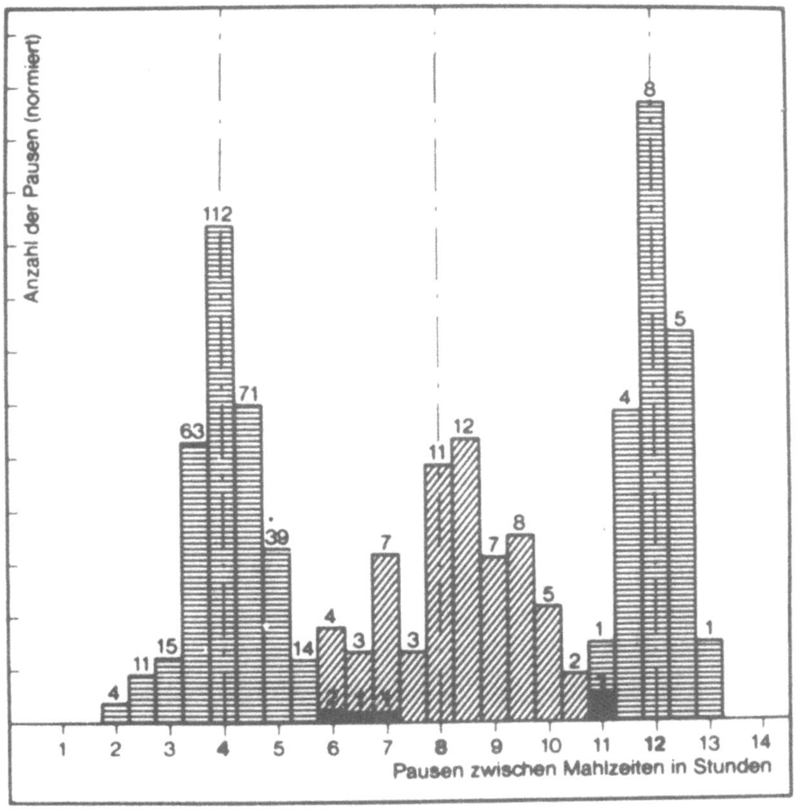

Abb. 2. Pausendauer zwischen den Mahlzeiten eines gestillten Säuglings vom 1.—87. und 125.—137. Lebenstag bei ad-libitum-Fütterung (nach Morath [8])

in den ersten Lebenswochen nicht den alimentären und psychologischen Bedürfnissen des Säuglings [1]. In der klinischen und familiären Praxis sind natürlich Kompromisse notwendig.

Gesteuerte Nahrungsaufnahme

Die Nahrungsmenge, von der im folgenden die Rede sein soll, unterliegt ebenfalls beim jungen Säugling einer Steuerung. Ein gesunder Säugling vermag seinen Hunger mitzuteilen. Er kann auch ausdrücken, wenn er satt ist; er beendet dann die Nahrungsaufnahme. Für das Gefühl des Sattseins sind beim Tier und Mensch zahlreiche Kurzzeitsignale und langwirkende Regulationsmechanismen bekannt. Die vom Säugling selbst gesteuerte Nahrungsaufnahme ist dann adäquat, wenn der Säugling wächst, d. h. an Körperlänge und Körpergewicht zunimmt. Hier existieren sichere Regulationsmechanismen, für die folgende Beobachtungen sprechen: Formon [3] fand, daß Säuglinge, die so oft und so viel sie wollten Nahrung erhielten, ein typisches Muster an Perzentilenkurven für Gewichts- und Längenzunahme ergaben, und zwar sowohl bei gestillten als auch bei künstlich ernährten Säuglingen, natürlich immer ad libitum. Damit ist die grundsätzliche Steuerung der für das individuelle, weitgehend genetisch determinierte Wachstum notwendigen Nahrungsmenge gesichert. Jedem Pädiater ist auch bekannt, daß mangelernährte Säuglinge — exogen oder durch Erkrankungen — nach Beseitigung der Störung und bei ad-libitum-Fütterung einen enorm gesteigerten Appetit haben und viel Nahrung zu sich nehmen, was bis zum Erreichen ihres für die Körperlänge normalen Körpergewichts anhält. Das Aufholwachstum ist hier als Ursache der verstärkten Nahrungsaufnahme anzusehen.

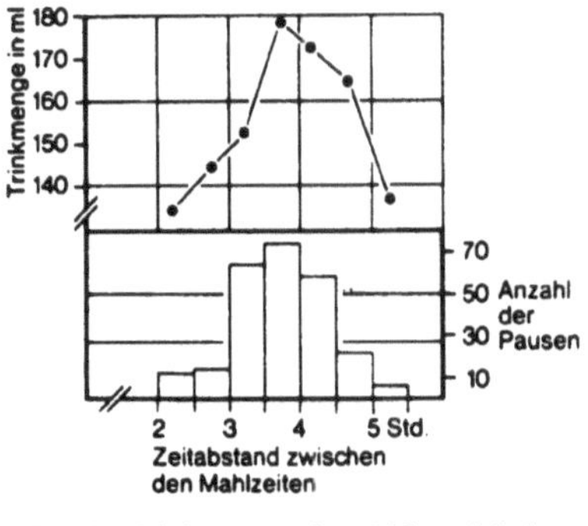

Abb. 4. Trinkmenge in Abhängigkeit vom Zeitabstand zwischen den Mahlzeiten bei einem gestillten, ad-libitum-ernährten Säugling zwischen dem 9. und 99. Lebenstag (nach Sudhaus [9])

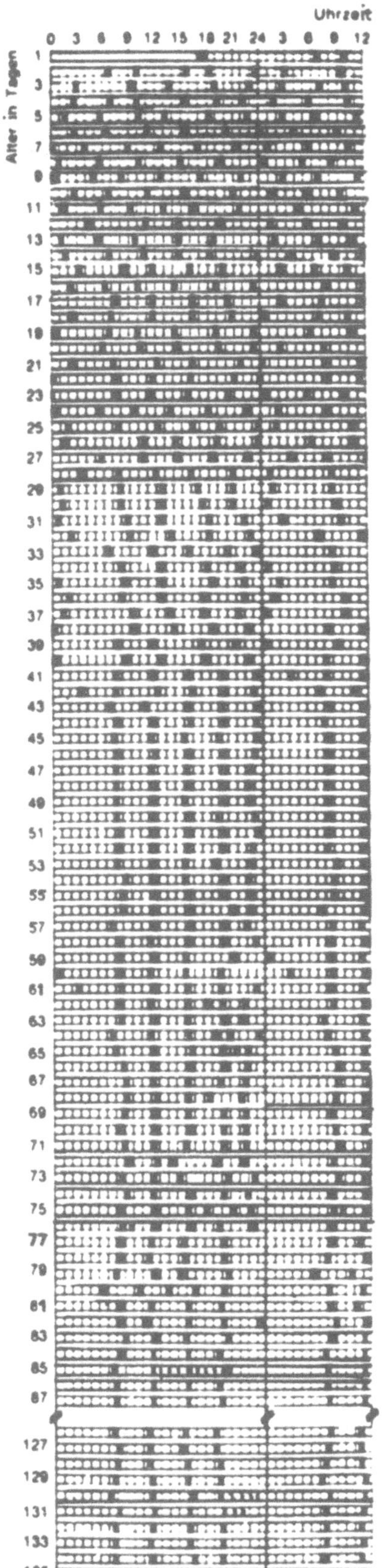

Abb. 3. Verteilung der Mahlzeiten eines gestillten Säuglings vom 1.—87. und 125. bis 137. Lebenstag bei ad-libitum-Fütterung (nach Morath [8])

Junge Säuglinge können die energetische Dichte der Nahrung erkennen und ihre Nahrungsaufnahme daran orientieren (Abbildung 5). Von 29 weiblichen Säuglingen erhielten im Alter von 8 bis 111 Tagen 14 Säuglinge eine Nahrung mit einer energetischen Dichte von 100 kcal/100 ml und 15 Säuglinge eine Nahrung mit 53 kcal/100 ml. Bis auf den Fett- und Kohlenhydratgehalt waren beide Nahrungen in der Zusammensetzung identisch. Vom ersten Beobachtungstag an tranken die Säuglinge wenig von der kalorienreichen, während von

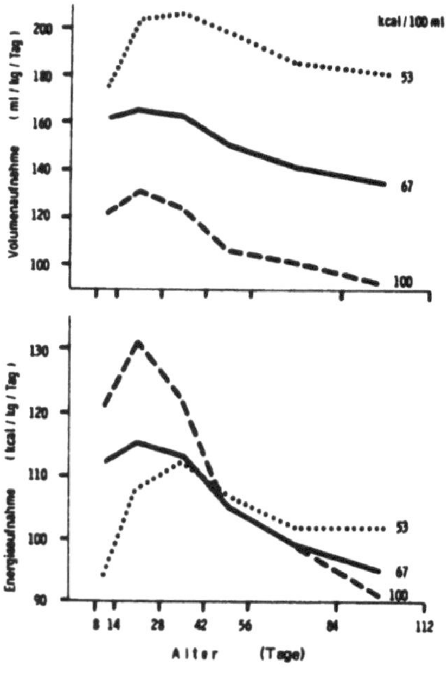

Abb. 5. Mittlere Volumen- und Energieaufnahme von ad-libitum-ernährten Mädchen, die Nahrungen mit 3 unterschiedlichen kalorischen Dichten erhalten haben (nach Fomon)

der energieärmeren Nahrung große Volumina aufgenommen wurden. Vom 42. Lebenstag an konnten alle Säuglinge die Volumenaufnahme so einstellen, daß der Energiequotient beider Nahrungen ebenso wie der üblichen Nahrungen mit 67 kcal/100 ml in der gleichen Größenordnung lag [4]. Die Gewichtszunahme beim Angebot energetisch dichter Nahrung war in den ersten 6 Wochen größer.

Bei gleichem Energiegehalt der Nahrung spielt für die Regulationsfähigkeit des Säuglings die Relation von Fett- zur Kohlenhydratkonzentration keine Rolle. Säuglinge, deren Nahrung 60% der Energie als Fett und 31% als Kohlenhydrat enthielt, nahmen genauso viel Nahrung auf wie die Vergleichsgruppe, deren Nahrung 31 Energie% Fett und 60 Energie% Kohlenhydrate enthielt.

Sättigungssignale beim Stillen

Das Stillen weist gegenüber der Flaschenfütterung noch ein weiteres Sättigungssignal auf. Bei Säugetieren und so auch beim Menschen werden der Protein- und Fettgehalt der Milch mit zunehmender Stilldauer größer (Protein 1,5fach, Fett 4—5fach). Auch das soll das Sättigungsgefühl beeinflussen [5]. Bei der Besprechung der Entwicklung der Nahrungsmenge muß noch auf die großen, ebenfalls individuell gesteuerten Schwankungen bei der Nahrungsmenge aufmerksam gemacht werden. Die besten Beobachtungen über das Verhalten der Nahrungsaufnahme stammen aus einer Mitteilung des Pädiaters Peer um die Jahrhundertwende. Drei Säuglinge, die 44 bzw. 48 Wochen gestillt wurden, immer ad libitum, wurden beobachtet. Folgende Schwankungen der Nahrungsmenge von Mahlzeit zu Mahlzeit wurden festgestellt: z. B. am 21. Tag 50 bis 120 ml, am 42. Tag 65 bis 195 ml, am 84. Tag 70 bis 270 ml. Die größte aufgenommene Menge pro Mahlzeit lag in der 29. Woche bei 355 ml. Ein Autor dieser Zeit berichtete bei einem anderen Säugling über ein einmaliges Volumen der Nahrungsmenge von 430 g in der 28. Woche. Die Nahrungsmengen schwanken also bei einem ad-libitum-ernährten, gestillten Säugling um das Zwei- und Dreifache. Obwohl eine relativ sichere, individuelle Steuerung der Nahrungsaufnahme hinsichtlich Volumen und Frequenz ein optimales Gedeihen weitgehend gewährleistet, ist zu erwähnen, daß gestillte Säuglinge unbemerkt in eine Mangelernährung hineingeraten können, wenn ihr emotionales Bedürfnis bei der Nahrungsaufnahme befriedigt wird, die Nahrungsmenge aber nicht ausreicht. Dies ist ein negativer Beweis für die anfangs erwähnte, enge Verknüpfung zwischen Nahrungsaufnahme und personellem Kontakt.

Steuerung bei künstlicher Ernährung

Auch bei der künstlichen Ernährung ist eine ausreichende Steuerung der Nahrungsaufnahme durch den Säugling möglich. Eine Voraussetzung der generellen ad-libitum-Fütterung ist hierbei aber eine adaptierte Säuglingsnahrung. Die wesentlichen Charakteristika einer adaptierten Nahrung sind Proteingehalt zwischen 1,4—1,8 g pro 100 ml und Laktose als einziges Kohlenhydrat. Ad-libitum-Fütterung und adaptierte Nahrung sind eine funktionelle Einheit. Es gibt inzwischen Beobachtungen über ad-libitum-Fütterung mit adaptierten Nahrungen sogar aus Kliniken. Untersuchungen bei Säuglingen, die mit adaptierter Nahrung ad libitum ernährt wurden, ergaben, daß sich mit individuellen Schwankungen ein ebensolcher Rhythmus einstellt bei der Fütterung wie beim Stillen. Die individuellen Schwankungen des Volumens der Einzelmahlzeiten und damit der Tagesmenge sind beträchtlich. Sie entsprechen denen beim Stillen.

Endogene Regulation und Steuerung

Betrachtet man die Entwicklung der Nahrungsaufnahme, so ist eine durch zentrale Rhythmen und andere Steuerungsmechanismen geregelte individuelle Nahrungsaufnahme auch schon beim Säugling offensichtlich. Das gilt für das Stillen, aber auch für die ad-libitum-Ernährung mit künstlichen adaptierten Nahrungen. Diese wichtige, endogene Regulation und Steuerung sollte nicht von außen zum Nachteil des Säuglings verändert werden. Als Gegensatz dazu möchte ich aus einem älteren Lehrbuch der Pädiatrie zitieren. Hier wird zur Zahl der Mahlzeiten folgendes gesagt: „Die Zahl der Mahlzeiten ist von vornherein auf 5 in 24 Stunden festzusetzen. Das Kind wird also von 6.00 Uhr früh bis 10.00 Uhr abends alle 4 Stunden angelegt. Die Kinder pflegen sich sehr bald auf ihre Trinkzeit einzustellen, machen sie sich schon vorher durch Schreien bemerkbar, müssen sie warten, verschlafen sie, sind sie zu wecken“ [7]. Dieser Standpunkt entspricht sicher nicht entwicklungspsychologischen Erkenntnissen.

Aus dem Dargelegten sind folgende Schlüsse für die Ernährungserziehung naheliegend: Das Erkennen und richtige Einschätzen von psychologischen Reaktionen des Säuglings bei Nahrungsbedarf und bei erreichter Sättigung ist ein Lernprozeß für die Mutter. Die Berücksichtigung dieser physiologischen Reaktionen und Mechanismen ist aber anscheinend auch eine Voraussetzung für die Erziehung zu einem normalen Eßverhalten. Die günstigsten Bedingungen dafür bietet das Stillen; künstliche Ernährung führt bei unsicheren, überbesorgten Müttern oft zur Störung dieses Vorganges. Das unbedingte „Leertrinkenmüssen“ der Flasche und später das „Leeressen“ des

Tellers orientiert sich an fragwürdigen „Außenreizen" und nicht an physiologischen Reaktionen des Säuglings oder an dessen Bedürfnissen. Die Annahme, daß fehlende physiologische, innere Steuerung im Eßverhalten und Orientierung vorwiegend an äußeren Reizen eine Voraussetzung für die spätere Überernährung von Kindern und Erwachsenen ist, scheint einleuchtend. Die Einübung eines normalen Eßverhaltens beginnt bei der Ernährung des Säuglings. Sie muß die physiologischen Bedürfnisse des Säuglings berücksichtigen. Damit könnte häufiges Fehlverhalten in der Ernährungserziehung mit den bekannten, vielfältigen Formen von Eßstörungen, Konflikthaltungen und Überernährungen vermieden werden. Insofern haben chronobiologische Aspekte der Säuglingsernährung und deren Regulation und Steuerung eine unmittelbare praktische, entwicklungsbiologische Bedeutung.

Literaturhinweise

[1] Bergmann, R. L., O. Hövels und K. E. Bergmann: Grundlagen und Bedeutung der ad-libitum-Fütterung. In: Säuglingsernährung in den ersten Lebensmonaten in Klinik und Praxis; Symp. 1977, Stuttgart 1979, S. 47—58

[2] Feer, E.: Beobachtungen über die Nahrungsmengen von Brustkindern Jahrb. d. Kinderheilk. NF 42, 195—251 (1896)

[3] Fomon, S. J., L. N. Thomas, L. J. Filer, E. E. Ziegler und M. T. Leonard: Food consumption and growth of normal infants fed milkbased formulas; Acta paediat. scand. Suppl. 223 (1971 a)

[4] Fomon, S. J., L. J. Filer, L. N. Thomas, Th. A. Anderson und S. E. Nelson: Influence of formula concentration on caloric intake and growth of normal infants; Acta paediat. scand. **64** (1975) 172

[5] Hall, B.: Changing composition of human milk and early development of an appetite control; Lancet 1975/I, 779

[6] Hassenstein, B.: Verhaltensentwicklung und Verhaltensstörungen aus der Sicht der Verhaltensbiologie; Wissenschaftl. Information Milupa AG **2** (1976) 6—43

[7] Klose, E.: Kinderheilkunde, Berlin 1937, S. 20

[8] Morath, M.: Verhaltenssteuerung der Nahrungsaufnahme beim menschlichen Säugling im ersten Lebensvierteljahr; Diss. Freiburg, 1975

[9] Sudhaus, K.: Verhaltensbeobachtungen am Säugling während der ersten drei Monate mit besonderer Berücksichtigung des Saugverhaltens und der Rhythmik; Staatsexamensarbeit, Freiburg 1974, zit. nach Hassenstein [6]

MR Prof. Dr. sc. med. N. Bannert
Kinderklinik
Medizinische Akademie
Magdeburg

G. Gehlert

Zum Energie- und Nährstoffangebot der Gemeinschaftsverpflegung in Feierabend- und Pflegeheimen (Teil 1)

Zielstellung

Die vorliegenden Ausführungen sind gemäß dem Anliegen des diesjährigen Weltgesundheitstages der älteren Generation zugedacht.
Unter den Problemen und Voraussetzungen für das Altwerden und Altsein nimmt ohne Zweifel die gesunde Ernährung eine nicht zu unterschätzende Stellung ein. Dementsprechend wird nicht zuletzt auch der Gemeinschaftsverpflegung in den Feierabend- und Pflegeheimen im Rahmen der gesundheits- und sozialpolitischen Fürsorge besondere Aufmerksamkeit geschenkt. Vom Ministerium für Gesundheitswesen sind den Feierabend- und Pflegeheimen für eine optimale Versorgung der älteren Bürger entsprechende vom Zentralinstitut für Ernährung erarbeitete Hinweise und Ernährungsrichtlinien zur Verfügung gestellt worden [1]. Grundsätzliche Ausführungen über den Energie- und Nährstoffbedarf im höheren Lebensalter nach ernährungsphysiologischen und geriatrischen Gesichtspunkten vermittelt Ketz [2] in zusammenfassender Darstellung der Literatur. Allerdings stehen vergleichsweise Angaben und Untersuchungsergebnisse über die tatsächliche Beschaffenheit derartiger Gemeinschaftsverpflegung bislang kaum bereit. Die Zielsetzung der vorliegenden Arbeit ist daher in erster Linie auf eine solche Qualitätsermittlung nach chemisch-analytischen Untersuchungsmethoden und dem Vergleich der erhaltenen Werte mit den empfohlenen Ernährungsrichtsätzen ausgerichtet. Darüber hinaus ist es von Interesse festzustellen, mit welcher Unsicherheit der Energie- und Nährstoffgehalt der analysierten Gemeinschaftsverpflegung bei der zusätzlich vorgenommenen Berechnung der Speisenpläne und Lebensmittel-Kalkulationsunterlagen belastet ist. Als Drittes folgt die Arbeit dem Bestreben, mehr als bisher solche Nährstoffe in das Untersuchungsprogramm einzubeziehen, die in der Literatur im Zusammenhang mit gehäuft auftretenden chronisch-degenerativen Erkrankungen diskutiert werden und über deren Zufuhr mit der Nahrung entweder noch keine oder nur lückenhafte Kenntnis besteht.

Methodik

Die Untersuchungen wurden bei 10 Feierabend- und Pflegeheimen durchgeführt. Der Untersuchungszeitraum betrug jeweils eine volle Woche. Das Untersuchungsmaterial wurde in etwa der Menge verwendet, wie sie als „Normalportion“ für die Verpflegungsteilnehmer ohne besondere Diätanforderungen vorgesehen bzw. ausgegeben worden war. Vom Verpflegungsteilnehmer zurückgelassene Speisenreste oder frei gewählte Zusatzkost, wie gelegentlich außer Haus eingenommene Zwischenmahlzeiten, bleiben außer Betracht. Die im Rahmen der amtlichen Lebensmittelkontrolle entnommenen Lebensmittel und Speisenkomponenten wurden bei der labormäßigen Aufbereitung genau gewogen und in der Mixette zum einheitlichen Tagesmix vereint. Die chemische Bestimmung der Grundnährstoffe wurde nach konventionellen Untersuchungsmethoden durchgeführt. Eisen und Phosphor wurden spektrophotometrisch [3, 4] Natrium und Kalium flammenphotometrisch [5], Calcium und Magnesium komplexometrisch [6] und Kupfer und Zink mittels Atomabsorptionsspektroskopie [7] erfaßt.

Tabelle 1
Gehalt an Nahrungsenergie bei Gemeinschaftsverpflegung in Feierabend- und Pflegeheimen (Tageswerte im Wochendurchschnitt, Vergleich von chemischer Analyse und rechnerischer Methode als %-Abweichung)

Nahrungsenergie			
Lfd. Nr.	chemische Analyse kcal/Tag	rechnerische Methode kcal/Tag	Abweichung %
1	2160	2230	+3
2	2050	1820	−11
3	1650	1890	+15
4	2200	2210	0
5	2230	2240	0
6	2110	2050	−3
7	1970	2100	+7
8	2000	1970	−2
9	1570	1670	+6
10	1740	1870	+7
Gesamt-Ø	1970	2000	+2
Richtwert	2000	2000	
%-Erfüllung	99	100	

Die Nährstoffberechnung an Hand der Speisenpläne und Kalkulationsunterlagen erfolgte mittels Computerprogramm auf der Basis von Lebensmitteltabellen [8, 9, 10, 11, 12]. Auf das inzwischen erschienene DDR-Standardwerk [13] konnte erst später zurückgegriffen werden. Die rechnerische Methode wurde vornehmlich auch für solche Nährstoffe verwendet, die der chemischen Bestimmung noch nicht oder nur mit großem Aufwand zugängig sind. Die damit erzielten Ergebnisse sind auch hier den bei Ernährungserhebungen vielfach beschriebenen Irrtums- und Fehlermöglichkeiten unterstellt [14—23].

Tabelle 2
Gehalt an Gesamt-Nahrungseiweiß bei Gemeinschaftsverpflegung in Feierabend- und Pflegeheimen (Tageswerte im Wochendurchschnitt und deren Bereich, Vergleich von chemischer Analyse und rechnerischer Methode in %-Abweichung)

Gesamt-Nahrungsfett			
Lfd. Nr.	chemische Analyse g/Tag	rechnerische Methode g/Tag	Abweichung %
1	82 (44—111)	87 (65—108)	+6
2	80 (53—127)	84 (69—108)	+5
3	70 (40—112)	88 (66—139)	+26
4	94 (79—154)	102 (49—155)	+9
5	84 (45—115)	94 (61—121)	+12
6	95 (83—117)	88 (73—104)	−7
7	97 (70—108)	94 (62—154)	−3
8	89 (44—125)	84 (47—112)	−6
9	78 (54—122)	76 (58—94)	−3
10	74 (53—131)	79 (65—98)	+7
Gesamt-Ø	84	88	+5
Richtwert	65	65	
%-Erfüllung	129	135	

Untersuchungsergebnisse

Über den Gehalt an Nahrungsenergie bei der untersuchten Gemeinschaftsverpflegung unterrichtet Tabelle 1. Hiernach wurden von den einzelnen Feierabend- und Pflegeheimen im Wochendurchschnitt zwischen 6600 und 9300 kJ (1570 und 2230 kcal)/Tag zur Verfügung gestellt. Damit wurde der empfohlene Ernährungsrichtsatz von 8400 kJ (2000 kcal)/Tag zu 99% realisiert. Im Vergleich zu den chemisch-analysierten Daten bewegten sich auch die rechnerisch erhobenen Werte in annähernd derselben Größenordnung. Mit der festgestellten Abweichung von +2% fällt der Vergleich beider Methoden für die Annehmbarkeit der Speisenplanberechnung außerordentlich günstig aus. Dieses Ergebnis ist um so bemerkenswerter, als sich hier die Untersuchungsmethodik nicht nur auf Mittagsmahlzeiten, sondern auf vom Lebensmitteleinsatz her weitaus umfangreicher und komplexer zusammengesetzte Tagesnahrungen bzw. Ganztagsverpflegung bezieht [25, 26]. Dennoch sollten bei der Kostplangestaltung und praktischen Energie- und Nährstoffbereitstellung auch in Bezug auf die Einzelmahlzeiten größere Schwankungsbreiten als Abweichungen von den Ernährungsrichtwerten von vornherein tunlichst vermieden werden.

Nach Tabelle 2 belief sich das Angebot an Nahrungseiweiß im Gesamtdurchschnitt auf 71 g pro Tag (Wochenbereich 57—83 g/Tag). Der empfohlene Ernährungsrichtwert wurde damit bei weitem erfüllt. Die nach der rechnerischen Methode erhobene Eiweißmenge betrug durchschnittlich 65 g/Tag. Mit der resultierenden Abweichung um −8% vom analysierten Durchschnittswert kann auch in diesem Falle der

Tabelle 3
Gehalt an tierischem und pflanzlichem Nahrungseiweiß bei Gemeinschaftsverpflegung in Feierabend- und Pflegeheimen (Tageswerte im Wochendurchschnitt, rechnerische Methode)

Lfd. Nr.	tier. Eiweiß g/Tag	%	pflanzl. Eiweiß g/Tag	%
1	50	68	24	32
2	28	56	22	44
3	42	64	24	36
4	55	69	25	31
5	43	60	29	40
6	38	59	25	41
7	35	57	26	43
8	42	64	24	36
9	36	63	21	37
10	36	61	23	39
Gesamt-Ø	41	63	24	37

Tabelle 4
Gehalt an Gesamt-Nahrungsfett bei Gemeinschaftsverpflegung in Feierabend- und Pflegeheimen (Tageswerte im Wochendurchschnitt und deren Bereich, Vergleich von chemischer Analyse und rechnerischer Methode in %-Abweichung)

Gesamt-Nahrungseiweiß			
Lfd. Nr.	chemische Analyse g/Tag	rechnerische Methode g/Tag	Abweichung %
1	65 (33—93)	74 (55—99)	+14
2	66 (55—85)	50 (23—67)	—24
3	60 (47—76)	66 (44—76)	+10
4	81 (66—111)	80 (53—103)	—1
5	83 (63—95)	72 (47—88)	—13
6	72 (54—93)	64 (52—80)	—11
7	81 (70—91)	61 (40—67)	—25
8	81 (53—107)	66 (37—109)	—19
9	57 (43—77)	57 (33—80)	0
10	65 (46—93)	59 (42—98)	—9
Gesamt-∅	71	65	—8
Richtwert	65	65	
%-Erfüllung	109	100	

Speisenplanberechnung eine hinreichende Genauigkeit zugewiesen werden. Eine gewisse Aussage über die Qualität des angebotenen Nahrungseiweißes ermöglicht Tabelle 3, in der auf das Verhältnis tierisches: pflanzliches Eiweiß Bezug genommen wird. Nach allgemeinen Ernährungsempfehlungen sollte dieses Verhältnis etwa 1 : 1 betragen. Gefunden wurde im Wochendurchschnitt ein Anteil von 63% tierischem Eiweiß.
In Tabelle 4 sind die ermittelten Werte für den Nahrungsfettgehalt zusammengefaßt. Im Wochendurchschnitt wurden von den einzelnen Feierabend- und Pflegeheimen zwischen 70 und 97 g Fett pro Tag zur Verfügung gestellt. Der analysierte Gesamtdurchschnitts-

Tabelle 5
Gehalt an tierischem und pflanzlichem Nahrungsfett bei Gemeinschaftsverpflegung in Feierabend- und Pflegeheimen (Tageswerte im Wochendurchschnitt, rechnerische Methode)

Lfd. Nr.	tier. Fett g/Tag	%	pflanzl. Fett g/Tag	%
1	78	90	9	10
2	76	90	8	10
3	82	93	6	7
4	89	87	13	13
5	80	85	14	15
6	79	90	9	10
7	79	84	15	16
8	76	90	8	10
9	65	86	11	14
10	72	91	7	9
Gesamt-∅	78	89	10	11

Tabelle 6
Gehalt an Linolsäure bei Gemeinschaftsverpflegung in Feierabend- und Pflegeheimen (Tageswerte im Wochendurchschnitt und deren Bereich, rechnerische Methode)

Lfd. Nr.	Linolsäure g/Tag
1	5,7 (3,3—8,3)
2	6,7 (4,1—8,5)
3	5,8 (2,3—8,8)
4	9,2 (1,3—17,1)
5	8,0 (2,9—10,4)
6	6,3 (2,6—8,8)
7	8,4 (4,4—14,7)
8	6,3 (2,6—12,6)
9	7,3 (3,4—11,5)
10	5,4 (4,3—9,0)
Gesamt-∅	6,8
Richtwert	6—8

wert betrug 84 g Fett/Tag. Die damit erzielte Richtwerterfüllung von 129% zeigt, daß ein „Fettüberhang" noch einigermaßen in Grenzen gehalten war. Allerdings wurden an einzelnen Tagen mitunter auch relativ hohe Fettwerte vorgefunden, wobei Näheres den angegebenen Schwankungsbreiten zu entnehmen ist. Schließlich erscheint besonders bemerkenswert, daß der berechnete Fettbetrag gegenüber dem analysierten Durchschnittswert nur um 5% höher lag. Hieraus wäre einmal mehr abzuleiten, daß ein Ausgleich der Werte bereits in einem Überprüfungszeitraum von 7 Tagen zu erzielen ist.
Nach Tabelle 5 errechnete sich der Anteil an tierischen Nahrungsfetten zu etwa 89%. Unter ernährungsphysiologischem und präventiv-medizinischem Aspekt wird dieser Wert als relativ ungünstig eingeschätzt. Trotz des damit statuierten Mindereinsatzes an pflanzlichen Ölen und Fetten resultierte gemäß Tabelle 6 immerhin noch ein berechneter Durchschnittswert von zirka

Tabelle 7
Gehalt an Cholesterol bei Gemeinschaftsverpflegung in Feierabend- und Pflegeheimen (Tageswerte im Wochendurchschnitt und deren Bereich, rechnerische Methode)

Lfd. Nr.	Cholesterol mg/Tag
1	410 (270—950)
2	290 (210—420)
3	300 (130—700)
4	420 (130—900)
5	400 (160—810)
6	340 (130—580)
7	340 (140—670)
8	440 (250—800)
9	350 (190—690)
10	380 (200—750)
Gesamt-∅	370
Richtwert	unter 400

7 g Linolsäure pro Tag. Der entsprechende Ernährungsrichtwert von 6—8 g Linolsäure pro Tag wird also gerade erreicht.
Die ausschließlich auf tierische Fette zurückzuführende Cholesterolzufuhr berechnete sich nach Tabelle 7 auf durchschnittlich 370 mg/Tag. Die diesbezüglich empfohlene maximale Zufuhr von

Tabelle 8
Gehalt an Vitamin-B_1 bei Gemeinschaftsverpflegung in Feierabend- und Pflegeheimen (Tageswerte im Wochendurchschnitt und deren Bereich, rechnerische Methode)

Lfd. Nr.	Vitamin-B_1 mg/Tag
1	1,3 (0,7—1,5)
2	0,8 (0,4—1,1)
3	1,0 (0,4—1,5)
4	1,4 (0,8—2,2)
5	0,9 (0,6—1,4)
6	0,9 (0,6—1,5)
7	1,0 (0,6—1,8)
8	1,1 (0,4—2,4)
9	0,9 (0,5—1,5)
10	0,9 (0,5—1,5)
Gesamt-∅	1,0
Richtwert	1,0
%-Erfüllung	100

400 mg/Tag wurde damit bereits nahezu erreicht. Sie liegt aber deutlich unter der nach Möhr [27] nach dem statistischen Lebensmittelverbrauch berechneten Cholesterolaufnahme der Bevölkerung von 526 mg pro Kopf und Tag. Eine positive Abrundung in der Einschätzung der bislang beschriebenen Ergebnisse wurde mit den in Tabelle 8 zusammengefaßten Vitamin-B_1-Gehalten bewirkt. Hiernach wurden im Gesamtdurchschnitt 1,0 mg Vitamin-B_1 pro Tag zur Verfügung gestellt, was den ernährungsphysiologischen Bedarf gerade deckt.

Hinweis

Die fortführende Ergebnisdarstellung bei essentiellen Mineralstoffen und Spurenelementen ist einer weiteren Mitteilung vorbehalten. Darin wird auch die auswertende Zusammenfassung beider Teile vorgenommen.

Literaturhinweise

[1] Hinweise zur weiteren Verbesserung der Qualität der Verpflegung in den Feierabend- und Pflegeheimen einschließlich Mahlzeitenempfehlungen, herausgegeben vom Ministerium für Gesundheitswesen — August 1979

[2] Ketz, H. A., Ernährungsforschung **17** (1972) 351

[3] Reagenzien ABC, Riedel de Häen AG, Seelze — Hannover 1970

[4] Schormüller, J. u. H. Huth, Z. Lebensmittel-Unters. u. Forsch. **99** (1954) 280

[5] Rauscher K., Engst, R. u. U. Freimuth, Untersuchungen von Lebensmitteln; Fachbuchverlag Leipzig 1972

[6] Niemöller, H. J. u. H. Beindorf, Mitteilungsblatt Lebensmittelchemie und gerichtliche Chemie Nr. 6 (1960) 109

[7] Welz, B.: Atomabsorptionsspektroskopie; Verlag Chemie Weinheim 1975

[8] Souci, S. W., W. Fachmann und H. Kraut: Die Zusammensetzung der Lebensmittel; Nährwerttabellen Bd. I und II, Wissenschaftliche Verlagsgesellschaft mbH Stuttgart 1977

[9] Documenta Geigy: Wissenschaftliche Tabellen; 7. Auflage, Basel 1968/69

[10] Schall, H.: Nahrungsmittel-Tabelle; 18. verbesserte Auflage 1962, Joh. Ambr. Barth, Verlag Leipzig

[11] Schlettwein, X., D. Gsell und Mommsen-Straub: Spurenelemente in Lebensmitteln; Verlag H. Huber, Bern-Stuttgart-Wien 1973

[12] Vetter, K.: Krankenernährung; Akademie Verlag Berlin 1978

[13] Haenel, H.: Energie- und Nährstoffgehalt von Lebensmitteln; Lebensmitteltabellen, VEB Verlag Volk und Gesundheit, Berlin 1979

[14] Bransby, E. R., C. G. Daubney und J. King: Brit. J. Nutr. **2** (1948) 89

[15] Jahnke, K. und A. Burger: Medizin und Ernährung (1963) 99

[16] Manalo, R. und J. E. Jones: Amer. J. Clin. Nutr. **18** (1966) 339

[17] Murphy, E. W., L. Page und B. K. Watt: J. Amer. Dietet. Ass. **57** (1970) 240

[18] Schlage, C. und H. Stolley: Medizin und Ernährung II (1970) 181

[19] Fidanza, F.: Internat. J. Vit. Nutr. Res. **41** (1971) 545

[20] Eckstein, E. F.: Food Technology **25** (1971) 600

[21] Wirths, W.: Wiss. Veröff. der Deutschen Gesellschaft für Ernährung; **19** (1971) 47

[22] White, H. S.: J. Amer. Dietet. Ass. **55** (1969) 40

[23] Cremer, H. D. und D. Hotzel: Angewandte Ernährungslehre; Georg Thieme Verlag Stuttgart 1974

[24] Isobe, S. und M. Shiraki: Jap. J. Nutr. **36** (1978) 203

[25] Gehlert, G.: Ernährungsforschung **20** (1975) 153

[26] Gehlert, G.: Ernährungsforschung **20** (1975) 186

[27] Möhr, M.: Ernährungsforschung **23** (1978) 68

Dr. G. Gehlert
Bezirks-Hygieneinspektion
und -institut
Dresden

F. Würzburg

Agrarhandel der Entwicklungsländer und Ernährungssituation

Wo immer heute Fragen der Ernährungssicherung für die Völker Asiens, Afrikas und Lateinamerikas diskutiert werden, allgemein herrscht Übereinstimmung darüber, daß in der Mehrzahl aller Entwicklungsländer eine Lösung des Ernährungsproblems letztendlich nur durch eine entsprechende Steigerung der einheimischen Nahrungsmittelproduktion selbst erreicht werden kann.

Gleichzeitig wird aber auch deutlich, daß daneben dem internationalen Handel mit Nahrungsmitteln und seiner Entwicklung im Zusammenhang mit dem Ernährungsproblem große und wachsende Bedeutung zukommt. Darauf wird zunehmend auch von internationalen Organisationen verwiesen. So wird in einem Report der UNCTAD die Notwendigkeit eines besseren Verständnisses „des Einflusses von Nahrungsmittelhandel auf Nahrungsmittelproduktion und -konsumtion sowie Ernährungssicherung" betont [1].

Im folgenden sollen einige Grundzüge und -probleme des Agrarhandels der Entwicklungsländer vor allem mit den kapitalistischen Industrieländern herausgestellt und einige davon ausgehende Wirkungen auf Nahrungsmittelproduktion und Ernährungssituation der Entwicklungsländer abgeleitet werden. Als Grundlage der vorliegenden Untersuchung dienen entsprechende UNO-Statistiken [2].

Welche Situation ist im Agrarhandel der Entwicklungsländer zu verzeichnen?

1. In den Außenwirtschaftsbeziehungen der Mehrzahl der Entwicklungsländer ist der Handel mit Agrarprodukten vom Umfang her der entscheidende Bereich. Charakteristisch ist dabei vor allem die nach wie vor zu verzeichnende hohe **Abhängigkeit von Agrarexporten.** Die Ausfuhr von Agrarprodukten macht bei vielen Entwicklungsländern den Großteil ihrer Gesamtausfuhr aus

und stellt damit die wichtigste Devisenquelle dar. So entfielen vom Gesamtexport der Entwicklungsländer (ohne Erdöl und sonstige Brennstoffe) im Jahre 1976 immerhin 48 Prozent auf den Export von Nahrungsmitteln und sonstigen Agrarprodukten. Schlüsselt man diese Durchschnittszahl auf die einzelnen Entwicklungsländer auf, so zeigt sich die Agrarexportabhängigkeit noch augenscheinlicher. Viele Entwicklungsländer erzielen weit über die Hälfte ihrer Exporteinnahmen einzig aus dem Agrarexport. Mitte der 70er Jahre entfielen auf Agrarprodukte bei 44 von den 90 Entwicklungsländern, für die entsprechende Angaben vorliegen, mehr als 50% ihres Gesamtexports. Im einzelnen machten Agrarerzeugnisse folgende Anteile am Gesamtexport aus: bei 20 Ländern lag der Anteil zwischen 80 und 100%, bei 19 zwischen 60 und 80%, bei 14 zwischen 40 und 60%, bei 14 zwischen 20 und 40%, bei 23 Ländern unter 20%.
Dabei gehören zur letzten Gruppe mit dem niedrigsten Anteil der Agrarerzeugnisse am Gesamtexport 10 der 13 OPEC-Länder sowie fünf weitere namhafte Erdölexportländer. Der Hauptteil der Agrarausfuhren der Entwicklungsländer ging in die kapitalistischen Industrieländer und betrug 66% im Jahre 1976.

2. Die skizzierte Abhängigkeit vom Agrarexport insgesamt wird noch dadurch unterstrichen, daß der Agrarexport der Entwicklungsländer **auf wenige landwirtschaftliche Produkte konzentriert** ist. Auf nur 5 Agrarerzeugnisse, nämlich Kaffee, Zucker, Baumwolle, Kakao und Gemüse, entfielen im Jahre 1976 50% des Agrarexports der Entwicklungsländer. Besonders bedeutsam ist aber, daß viele Entwicklungsländer mit einem hohen Agrarexportanteil auf den Export von nur einem bzw. wenigen Agrarprodukten angewiesen sind. So erzielten im Jahre 1976 27 Entwicklungsländer über die Hälfte ihrer gesamten Exporterlöse aus dem Verkauf von einem bzw. zwei Agrarprodukten. Es sind dies bezeichnenderweise fast ausnahmslos Länder, die zu den sogenannten „Food Priority Countries" gehören, also zu denjenigen, in denen die Ernährungssituation besonders kompliziert ist.
   Zu den Ländern mit weitgehender Abhängigkeit von **einem Agrarprodukt** gehören die sogenannten Bananenländer wie Panama, Honduras oder Somalia, die 30—60% ihrer Devisenerlöse aus dem Export dieser einen Südfrucht erzielten. Für 11 andere Länder ist Kaffee der entscheidende Devisenbringer. Zu ihnen gehören Kolumbien, Äthiopien, Rwanda, Uganda und Burundi, für die der Kaffee 50—80% der Exporterlöse brachte.
   Damit sind viele Entwicklungsländer von Schwankungen auf den Weltagrarmärkten besonders hart betroffen. Sie schlagen in besonderem Maße auf die gesamtwirtschaftliche Lage und die Ernährungssituation durch. Denn selbst bei reinen Exportprodukten der Entwicklungsländer kontrollieren nicht sie, sondern einige wenige internationale Monopole den Handel. Nach Angaben der UNO-Kommission für transnationale Gesellschaften entfallen z. B. bei Kaffee auf 8 Gesellschaften 85%, bei Kakao auf 8 Gesellschaften 76% und bei Tee auf 3 Gesellschaften 69% des internationalen Handels [3].
   Auf diese Abhängigkeit eingehend, wird in dem Buch „Vom Mythos des Hungers" von Collins und Moore-Lappé festgestellt: „Die Konzentration auf eine begrenzte Zahl von Agrarprodukten erzeugt die Anfälligkeit, die das Kennzeichen der wirtschaftlichen und politischen Stellung der unterentwickelten Länder ist. Anfälligkeit bedeutet die Unfähigkeit, sein eigenes Geschick zu kontrollieren" [4].
3. Diese Anfälligkeit zeigt sich besonders drastisch, wenn man die **Preisentwicklung** auf dem kapitalistischen Weltmarkt betrachtet.
   Im Handel der nichtsozialistischen Länder untereinander lag der Preisindex für alle Waren zusammengenommen von 1956 bis zur Gegenwart ständig deutlich höher als der für Nahrungsmittel. Für Nahrungsmittel stieg er bis 1976 um 100%, für alle Waren um 150%.

Zum einen blieb der Preisindex für die von den Entwicklungsländern ausgeführten Waren weit unter dem Index für von ihnen eingeführte Waren.
Index 1976 (1953—55 = 100):
Export der Entwicklungsländer in kapitalistische Industrieländer an Nahrungsmitteln = 192
Export der kapitalistischen Industrieländer in Entwicklungsländer an Maschinen = 295.
Zum anderen blieben aber auch die Preise für die Agrarexporte der Entwicklungsländer in die kapitalistischen Industrieländer in diesem Zeitraum, mit einem Index von 192, hinter den Preisen für die von den Entwicklungsländern aus den kapitalistischen Industrieländern eingeführten Nahrungsmittel, mit dem Index von 229, zurück. Damit ist die Kaukraft der Erlöse aus Nahrungsmittelexporten der Entwicklungsländer in die kapitalistischen Industrieländer gesunken, und zwar beim Kauf von Nahrungsmitteln auf 80% und beim Kauf von Maschinen und Ausrüstungen auf 58%. Dies trifft viele Entwicklungsländer, auf Grund ihrer hohen Abhängigkeit von Agrarexporten, besonders hart.

In welchem Zusammenhang steht diese Situation zur Ernährungslage in den Entwicklungsländern?

Die hohe Abhängigkeit vom Agrarexport nicht nur bezüglich ihrer Gesamtausfuhr sondern auch hinsichtlich der Importmöglichkeiten für die Gesamtwirtschaft, als wesentlicher Faktor der wirtschaftlichen Entwicklung der Entwicklungsländer, ist verbunden mit einer schwerwiegenden vorrangigen Ausrichtung der Landwirtschaft auf die Exportproduktion. Bei der gesamten Struktur und Leistungsfähigkeit der Landwirtschaft der Entwicklungsländer werden dadurch beträchtliche Ressourcen (Boden, Wasser, Produktionsmittel) für die Steigerung der eigenen Nahrungsmittelversorgung entzogen.
Darüber hinaus ist in einigen Ländern sogar immer noch eine Einschränkung des Anbaus von Grundnahrungsmitteln zugunsten der exportorientierten Monokulturen zu verzeichnen, und selbst bei extremen Hungersnöten bleiben die Agrarexporte bestehen:
— So werden z. B. in Zentralafrika und auf den Philippinen über 50% der Anbaufläche für Exportprodukte genutzt
— In Mali war in den Jahren der Hungerkatastrophe $^{1}/_{3}$ der Anbaufläche nur mit Erdnüssen für den Export bepflanzt.

Diese Beispiele ließen sich beliebig fortsetzen.
Eine solche Beschränkung der Nahrungsmittelproduktion für die Inlandversorgung trägt, wenn auch nicht als einziger Faktor, dazu bei, daß viele Entwicklungsländer vor der Notwendigkeit wachsender Importe von Nahrungsmitteln stehen. Zwar ist der Anteil der Agrarimporte der Entwicklungsländer an ihren Gesamtimporten von 26% 1955 auf 17% 1976 zurückgegangen, jedoch hat sich der absolute Wert der Agrarimporte weiterhin beträchtlich erhöht. Er stieg in diesem

Zeitraum auf das 7fache. Dieser gestiegene Importbedarf dokumentiert sich in einem Anstieg der mengenmäßigen Nahrungsmittelimporte von 20 Mio t 1960 auf 80 Mio t 1978, ohne daß eine Verbesserung der Ernährungssituation erreicht worden wäre.

Während die kapitalistischen Industrieländer aus den Entwicklungsländern vorwiegend Genußmittel (Kaffee, Kakao, Tee) sowie Südfrüchte beziehen, importieren die Entwicklungsländer überwiegend Grundnahrungsmittel. Daraus ergibt sich, daß die Nahrungsmittelimporte der Entwicklungsländer aus den kapitalistischen Industrieländern — wenn auch wertmäßiger geringer als die Lieferungen in die entgegengesetzte Richtung — eine wesentlich größere Bedeutung für die Ernährungssicherung in den Entwicklungsländern haben als die Lieferungen aus den Entwicklungsländern in die kapitalistischen Industrieländer.

Die historisch aus dem Kolonialismus überkommene Produktions- und Handelsstruktur der Entwicklungsländer dokumentiert sich in einer vorwiegend auf einige Exportkulturen ausgerichteten Landwirtschaft.

Der Zwang für viele Entwicklungsländer, vorwiegend aus dem Agrarexport die Mittel für ihre gesamtnationale Akkumulation zu erzielen, ihre Abhängigkeit von den Importinteressen der kapitalistischen Industrieländer, den Hauptabnehmern ihrer Agrarprodukte, sowie die bedeutende Stellung internationaler Monopole in Produktion und Handel der Entwicklungsländer führen dazu, daß die exportorientierte Agrarproduktion in vielen Entwicklungsländern einen bedeutenden Stellenwert einnimmt.

Die Handelspolitik der imperialistischen Staaten gegenüber den Entwicklungsländern und insbesondere die Tätigkeit der transnationalen Monopole zielen darauf ab, die Entwicklungsländer in dieser Abhängigkeit zu halten und diese für ihre Profite und Außenwirtschaftsinteressen auszunutzen. Damit potenziert der Imperialismus durch Aufrechterhaltung einseitiger Abhängigkeit und durch seine Preispolitik, als Aspekte des Neokolonialismus, die Wirkung der Handelsstruktur der Entwicklungsländer in Richtung der Verschärfung der Ernährungslage:

- Selbst wenn die Entwicklungsländer mit den Exporterlösen Nahrungsmittel einführen, sind diese Importe keine Zusatzversorgung, sondern in erster Linie „Ausgleich“ für den Ressourcenentzug zur Nahrungsmittelproduktion durch die Exportproduktion
- Da die Entwicklungsländer bei Importen für die gesamtwirtschaftliche Entwicklung stark auf die Erlöse aus dem Agrarexport angewiesen sind, sind sie selbst bei extremen Zuspitzungen der Ernährungssituation zur Aufrechterhaltung dieser Agrarexporte gezwungen
- Die Ausplünderung der Entwicklungsländer durch die transnationalen Monopole mit ihrer auf höchste Profite gerichteten Preispolitik, beschränkt die Ressourcen der Entwicklungsländer zur inländischen Agrarproduktion und vergrößert ihre Notwendigkeit von Nahrungsmittelimporten, wodurch beträchtliche Teile ihrer Devisenerlöse gebunden werden. Auf Grund der Preisentwicklung müssen die Entwicklungsländer zudem immer mehr exportieren, um gleichgroße Importe an Nahrungsmitteln und anderen Waren tätigen zu können.

Der Handel wird für die gesamtwirtschaftliche Entwicklung der Entwicklungsländer weiterhin eine große Rolle spielen. Trotz des bestehenden Nahrungsmitteldefizits werden Agrarprodukte weiterhin bedeutend im Export sein.

Der bislang zu verzeichnende äußerst negative Einfluß dieser Situation auf die Ernährungslage kann jedoch bereits durch eine Änderung der Möglichkeiten und Konditionen des Agrarexports gemildert werden. Bedeutsam ist, daß dieser Agrarexport nicht mehr von transnationalen Monopolen kontrolliert und durch die restriktive Handelspolitik der kapitalistischen Industrieländer gehemmt wird, sondern auf gleichberechtigte Grundlage gestellt wird.

Die skizzierte Agrarhandelssituation der Entwicklungsländer unterstreicht die Bedeutung der Bestrebungen der Nahrungsmittel exportierenden Entwicklungsländer

— durch Schaffung staatlicher Absatzorganisationen und Außenhandelskontrollbehörden sowie
— durch zwischenstaatliche Abkommen und Bildung gemeinsamer Pools

ihre Positionen auf den Weltmärkten gegenüber den transnationalen Monopolen zu stärken, sich besseren Zugang zu den Absatzmärkten zu verschaffen und die Preise für ihre Exportgüter zu stabilisieren, um damit von dieser Seite her auch günstigere Bedingungen für die Verbesserung ihrer Ernährungslage zu schaffen.

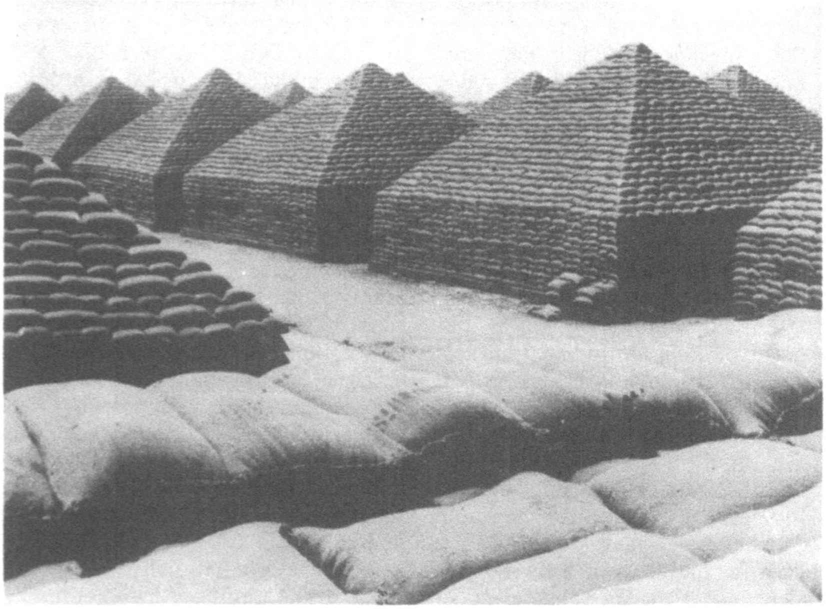

Erdnuß-Pyramiden bei Kano. Erdnüsse gehören zu den wichtigsten Exportkulturen Nigerias.

Literaturhinweise

[1] UNCTAD, TD/B/C. 1/213, vom 26. 8. 1980, S. 3
[2] UN, Yearbook of International Trade Statistic 1978, New York 1979; UNCTAD, Handbook of International Trade and Development, New York 1979
[3] Comm. on TC, TC in Food and Beverage Processing, ECOSOC, E/C., 10/70
[4] Collins und Moore-Lappé: Vom Mythos des Hungers; Frankfurt/Main 1978, S. 216

Dr. F. Würzburg
Institut für Internationale Politik und Wirtschaft
Berlin

K. Bitterlich

Stationen im Agrarflug der DDR

Vor etwa 25 Jahren, am 18. März 1957, wurde mit einer L-60 der erste produktive Flug in der Landwirtschaft der DDR im VEG Wesendahl, Krs. Strausberg, durchgeführt.

Diesem ersten praktischen Einsatz ging 1956 die wichtige Periode der Versuchsflüge voraus, die vom damaligen Wirtschaftsflug der INTERFLUG in enger Zusammenarbeit mit der Akademie der Landwirtschaftswissenschaften der DDR durchgeführt wurden. Wie alles Neue, so mußte auch der Agrarflug der DDR lange und hart um seine allseitige Anerkennung, besonders bei den Alt- und Neubauern, den ersten Genossenschaftsbauern, den Arbeitern der VEG, aber auch unter manchen Wissenschaftlern kämpfen. Wer heute glaubt, daß die Pioniere des Agrarfluges überall gleich mit Jubelschrei begrüßt wurden, der irrt gewaltig. Die Skeptiker aus allen Bevölkerungskreisen waren lange Jahre in der Überzahl.

Ein kleiner Kreis von Genossen (unter Leitung von Wilhelm Gorzel) in der damalig noch jungen zivilen Luftfahrt der DDR, mit dem Hauptdirektor Arthur Pieck, unterstützt von dem Wissenschaftler Prof. Dr. Dr. Friedrich Baltin von der Universität Jena, war es, der 1956/57 begann, mit dem Einsatz von Flugzeugen den historischen Entwicklungsprozeß zur Bildung von LPG in der DDR zu unterstützen. Unsere junge sozialistische Gesellschaftsordnung, verbunden mit der sozialistischen Staatengemeinschaft, schuf dazu die materiellen Voraussetzungen.

Zuerst mußten Kader geworben und ausgebildet werden. Hier leisteten die UdSSR mit der Übergabe kompletter Einsatztechnologien im Mai 1956 und die ČSSR mit der Übergabe eines Mehrzweckflugzeuges L-60 und dem Einsatz einer Besatzung für Erprobungszwecke Schrittmacherdienste. Weiterhin lieferten uns die sowjetischen Genossen von der Aeroflot die bewährten Flugzeuge vom Typ AN-2.

Die ersten Agrarpiloten stammten größtenteils aus der Arbeiterklasse und besaßen für den Einsatz in der Landwirtschaft nicht die notwendigen fachlichen Kenntnisse. Deshalb mußten neben Fachkenntnissen der Flugtechnik, Flugtheorie und Flugpraxis auch die landwirtschaftlichen Kenntnisse in der Fachschule für Pflanzenschutz „Edwin Hoernle“ in Halle (Saale) erworben werden. Die Zeit drängte. Die Landwirtschaft sollte und wollte die Erträge steigern. Dazu fehlte es aber noch überall an moderner Technik.

Am 20. März 1957 erfolgte dann um 13.33 Uhr der erste Start zu einem Arbeitsflug mit Beladung (Düngung) auf den Feldern des VEG Wesendahl.

Die „Neue Berliner Illustrierte“ schrieb in ihrer Ausgabe Nr. 14/1957 unter dem Thema — Flugplatz Stoppelfeld — folgendes: „Ein weiterer Meilenstein auf dem Weg zur Vollmechanisierung unserer Land- und Forstwirtschaft ist erreicht. Das neue kraft- und zeitsparende Arbeitsmittel trägt die Bezeichnung DM-SID und ist ein Flugzeug unserer jungen zivilen Luftfahrt. Seit 14 Tagen hilft es im Bezirk Frankfurt/Oder bei der Frühjahrsbestellung. Die ersten Probeflüge erlebten wir mit.“

Ein neues Rollfeld — der Acker, das Stoppelfeld, die Wiese — wurde erstmalig in der DDR in Betrieb genommen. Das für den landwirtschaftlichen Einsatz umgebaute Mehrzweckflugzeug L-60 (Brigadier) landete und startete von nun an Tag für Tag vom „Flugplatz Stoppelfeld‘ zu Flügen für die Mineraldüngung und den Pflanzenschutz auf Feldern unserer LPG und VEG. Begeisterte und Skeptiker standen an den Rändern der Felder sowie am Beladeplatz. Aufmerksam und kritisch beobachteten sie die Beladung, Betankung und die Arbeitsdurchflüge. Die Skeptiker gingen auf die Felder, zogen ihre Jacken aus und breiteten sie aus, um die Streugutverteilung zu kontrollieren.

Bald kamen sie zurück und unterstützten uns. Ob sie wirklich davon überzeugt waren, daß nun die jahrzehntelang vor dem Bauch geschleppte Düngermolle zu den historischen Arbeitsgeräten ins Museum wandern wird? Jedenfalls vergrößerte sich von Einsatz zu Einsatz die Zahl der Bauern, Landarbeiter, Leiter, Techniker und Wissenschaftler, die sich für den Agrarflug begeisterten. Aber bei aller Begeisterung übersahen wir nicht die auftretenden Probleme. Die Anzahl der Beladekräfte mit 6—7 Personen z. B. war zu hoch, die Beladung mit Düngermollen unpraktisch und zu aufwendig. Dieser Aufwand an Arbeitskräften verringerte nicht unwesentlich die Leistungssteigerung durch den Einsatz von Flugzeugen. Die noch zu geringe Erfahrung machte den organisatorischen und technischen Ablauf (Tanken aus Fässern von Hand, die noch allgemein zu kleinen Flächen u. a.) unökonomisch.

Auch die Flieger hatten große Probleme. Täglich bis zu 60 Arbeitsflüge in 5—7 m Höhe über dem Erdboden, Überlandleitungen, Bäume und Sträucher zwischen den Feldern, kleine Flächen, unterbrochen von Feldwegen und Feldgrenzen, auftretende Bodenthermik usw. machten uns nicht wenig zu schaffen. Die ungenügende Erfahrung in diesem Metier verlangte starke Konzentration und Kraft. Trotz alledem war der erste Einsatz in Wesendahl für den zukünftigen Einsatz von Flugzeugen in der Land- und Forstwirtschaft der DDR für alle Beteiligten und für unsere junge zivile Luftfahrt ein großer Erfolg. Dabei war den Piloten, Mechanikern und Avioagronomen vom ersten Tag des Einsatzes an klar, daß sie Agitatoren der Arbeiterklasse auf dem Land waren. Also hieß es, neben der Arbeit im Flugzeug als Propagandist für die sozialistische Landwirtschaft und den damit verbundenen immer ökonomischer werdenden Agrarflug sowie für die Landwirtschaftspolitik der Partei und Regierung aufzutreten.

Hinzu kamen Arbeitseinsätze im Wechsel, manches Mal von Nord nach Süd, von Ost nach West in der DDR. Weiterhin erhielten wir jeden Monat neue Flugzeuge. Neue Piloten und Mechaniker mußten ausgebildet werden. Heute werden unsere Besatzungen (Flugzeugführer und Stationsmechaniker) an der Betriebsakademie „Arthur Pieck“ des Betriebes Agrarflug in Leipzig in einem einjährigen Lehrgang ausgebildet.

Vom ersten Einsatz der Agrarflieger an ist der Agrarflug der DDR mit der Entwicklung der Landwirtschaft der DDR auf das engste verbunden. So halfen wir und erlebten den Sieg der sozialistischen Produktionsverhältnisse in unserer sozialistischen Landwirtschaft. Unsere Entwicklung wurde bestimmt durch die Erfüllung des Hauptanliegens der Genossenschaftsbauern und Arbeiter der VEG und ACZ, ständig mehr zu produzieren bei steigender Arbeitsproduktivität und sinkenden Kosten, die Chemisierung und komplexe Mechanisierung des landwirtschaftlichen Produktionsprozesses zu vervollkommnen und zu vervollständigen.

So sind in der DDR folgende charakteristische flugzeugtypische Arbeitsarten unser Hauptarbeitsbereich:

- Stickstoffdüngung des Getreides im Frühjahr
- Stickstoff-Spätdüngung des Getreides
- Bekämpfung der Phytophthora an Kartoffelpflanzen

— Düngung von Waldbeständen
— Rapsschädlingsbekämpfung
— Aussaat von Getreide, Zwischenfrüchten und Untersaaten (wenn die Bodenverhältnisse eine Arbeit mit Bodengeräten nicht zulassen)
— Bekämpfung von Wald- und Getreidebränden
— Ausbringung von Wachstumsregulatoren auf Wintergetreideflächen.

Des weiteren wurden die Grünlanddüngung im Mittelgebirge sowie der Pflanzenschutz in den Obstanbauzentren unserer Republik als hubschrauberspezifische Arbeitsarten durchgeführt.

Den größten Anteil an den Leistungen des Betriebes Agrarflug im Jahre 1981 hatten folgende Arbeitsarten: Düngung insgesamt 2530 Tha = 53,9% (davon 2. N-Gabe zu Getreide 863 Tha = 34,0%) und Phytophthorabekämpfung auf 1647 Tha = 35,1%.

Die Luftfahrzeuge sind integrierter Bestandteil des Maschinensystems der sozialistischen Landwirtschaft. Indem wir sie effektiv nutzen, unterstützen wir das Intensivierungsprogramm der sozialistischen Landwirtschaft und tragen dazu bei, hohe und stabile Erträge bei der Produktion von Getreide, Kartoffeln und Futter zu erzielen. Auf Grund wissenschaftlicher Untersuchungen werden für den Luftfahrzeugeinsatz 2,6 dt Getreide je ha bei der N-Grunddüngung und N-Spätdüngung, bei der Phytophthorabekämpfung 7 dt Kartoffeln/ha und bei der Grünlanddüngung in den Mittelgebirgslagen durch Hubschrauber zirka 15 dt/ha als luftfahrzeugspezifischer Nutzen angegeben. Wenn im Gründerjahr 1957 die Gesamtjahresleistung des Agrarfluges 20000 ha betrug, so ist sie im Jahr 1981 auf eine behandelte Gesamtfläche von über 4,6 Millionen ha angestiegen.

Dieses Ergebnis war nur möglich durch die ständige Vervollkommnung des Systems der Leitung und Planung sowie Organisation des Agrarflugprozesses im freundschaftlichen Zusammenwirken mit dem Einsatz sowjetischer Agrarflieger. Dies ist ein Ausdruck ökonomischer Integration im RGW und verdeutlicht das gemeinsame Ringen um die Sicherung der ökonomischen Ziele im Sozialismus.

Durch die territoriale Aufteilung des Betriebes Agrarflug in 4 Produktionsbereiche mit den jeweilig dazu gehörenden Bezirksstaffeln wurde die Voraussetzung geschaffen, eine enge Zusammenarbeit mit den zuständigen staatlichen Leitungen der Bezirke und Kreise zu gewährleisten. Durch diese Zusammenarbeit erfolgt die ständige Einflußnahme auf den rationellen und effektiven Einsatz der Agrarflugzeuge im jeweiligen Territorium. Dabei stehen die Maßnahmen des wissenschaftlich-technischen Fortschritts im Vordergrund. Jährlich wird eine Konzeption für die Leitung, Planung und Organisation des Agrarflugeinsatzes erarbeitet. Die Konzeption enthält das Gesamtflugstundenlimit und die Bereitstellung der Luftfahrzeuge sowie die Flugstundenleistungen für die einzelnen ACZ-Standorte. Ferner wird in der Konzeption der Einsatz der Flugzeuge zur Absicherung von Schwerpunktmaßnahmen besonders bei der N-Düngung und bei Pflanzenschutzmaßnahmen festgelegt. Bestandteil der Konzeption ist auch die Leitung und Organisation des Einsatzes von Chartermaschinen aus der Sowjetunion.

Der Einsatzleiter für die Agrarflugzeuge organisiert den Agrarflugprozeß nach festgelegter Vorlage. Weiterhin gehört zu den wichtigsten Aufgaben des Einsatzleiters die tägliche Kontrolle und Abrechnung der Flugleistungen. Er ist außerdem für das ihm unterstellte Kollektiv (Kran-, Kraftfahrer- und Wachpersonal) voll verantwortlich und sorgt für Ordnung, Sicherheit und Sauberkeit auf den Grund- und Arbeitsflugplätzen. Eine sehr wichtige Aufgabe ist die Kontrolle und Überprüfung der zum Einsatz kommenden Applikationsmittel. Es dürfen nur anerkannte und für den aviochemischen Einsatz zugelassene handelsübliche Chemikalien zur Anwendung kommen. Den Einsatz von Chemikalien durch die Luftfahrzeuge regeln dabei die Anwendungstechnologie und TGL-Fachbereichsstandards, die durch die Flugzeugbesatzungen strikt eingehalten werden müssen.

Mit zunehmender Integration des Agrarfluges in der sozialistischen Landwirtschaft rückt auch die Frage nach seinem ökonomischen Nutzen immer stärker in den Vordergrund. Bei einem unmittelbaren Kostenvergleich mit den Bodengeräten fällt der Vergleich bei der Arbeitsart Mineraldüngung gegenwärtig noch zuungunsten des Agrarfluges aus, während bei Arbeiten des Pflanzenschutzes die Agrarflugzeuge billiger arbeiten. Die reine Kostengegenüberstellung ergibt jedoch ein unvollständiges Bild. Es ist heute kaum noch umstritten, daß die entscheidenden Vorzüge des Agrarflugeinsatzes
— Vermeidung jeglicher Boden- und Pflanzenbeschädigung sowie
— weitgehende Einsatzunabhängigkeit vom Zustand des Bodens und der Pflanzen, daher bessere Einhaltung der agrotechnischen Zeitspannen

auch den Pflanzenertrag positiv beeinflussen.

Bei der Ausbringung von Düngemitteln liegt der Schwerpunkt des Agrarfluges auf der N-Düngung des Getreides. Im Mittel der 3jährigen Versuche (nach Heymann) ergab sich bei einer zweimaligen N-Düngung (N-Grundgabe im Frühjahr und zusätzlich N-Spätdüngung) unter sonst gleichen Bedingungen ein verfahrensbedingter Kornmehrertrag zugunsten des Agrarflugeinsatzes von 2,6 dt/ha. Daraus kann man erkennen, daß der Einsatz von Agrarflugzeugen auch für die Stickstoffdüngung im Frühjahr einen hohen volkswirtschaftlichen Nutzen bringt. Rechnet man die Jahresleistung des Agrarfluges 1981 in der N-Düngung in Getreidemehrproduktion um, so erhält man eine agrar-

(Schluß Seite 187)

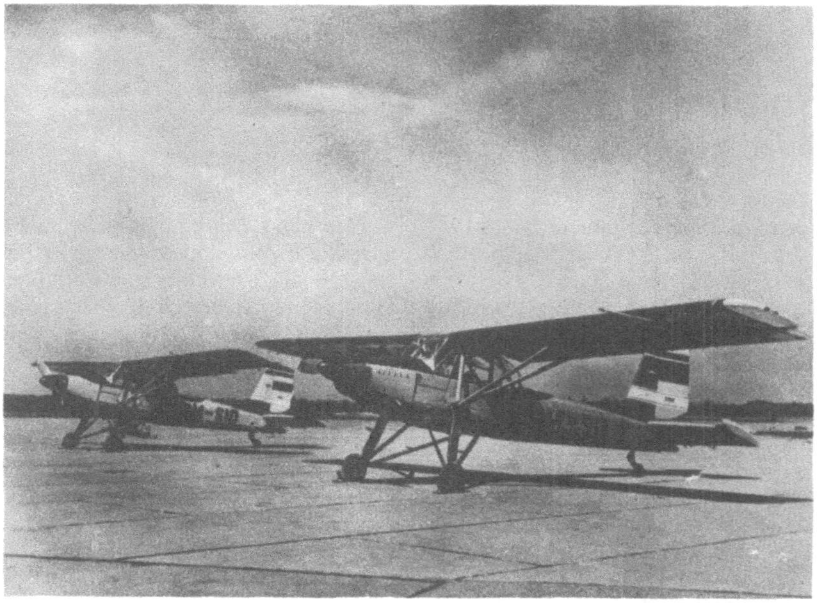

Das zu Beginn des Agrarfluges in der DDR eingesetzte Mehrzweckflugzeug L 60 „Brigadier“

TAGUNGSBERICHTE

Eigenversorgung und höhere gesamtgesellschaftliche Effektivität

XXV. Kongreß der Slowakischen Gesellschaft für rationelle Ernährung 1982 in Tatranska Lomnica

Die Slowakische Gesellschaft für rationelle Ernährung (SGRE) hat sich im gesellschaftlichen Leben der Slowakischen Sozialistischen Republik dank ihrer zielstrebigen, unermüdlichen und breitenwirksamen Arbeit Beachtung und Anerkennung erworben. Dies dokumentiert sich nicht nur durch die über 7000 Mitglieder und die thematisch sehr differenzierte Arbeit, woran auch die einzelnen Zweigstellen im Lande großen Anteil haben. Auch die intensive Zusammenarbeit mit der Regierung der SSR und den verschiedenen Ministerien gehört dazu. So waren auf dem Jubiläums-Kongreß unserer slowakischen Schwestergesellschaft die Vertreter der Ministerien für Gesundheitswesen, Landwirtschaft und Ernährung, Binnenhandel und Volksbildung erschienen und äußerten sich neben zahlreichen Leitern aus der Lebensmittelindustrie sowie Wissenschaftlern zu dem Thema „Durch Rationalisierung zur Eigenversorgung und zu einer höheren gesellschaftlichen Effektivität der Ernährung der Bevölkerung“. Der Inhalt der Referate wurde durch die Ziele des 7. Fünfjahrplans der ČSSR auf dem Gebiet der Landwirtschaft und Ernährung bestimmt, wobei die Schlußfolgerungen aus der Entwicklung der außenpolitischen, speziell auch der außenwirtschaftlichen Bedingungen abgeleitet wurden.

Mehrere Referenten (Pastyrik, Suchánek, Manas, Hrubý, Smrha) legten die volkswirtschaftlichen Probleme der Ernährung und die daraus resultierenden Aufgaben für Produktion und Verbrauch an Lebensmitteln dar. Im Mittelpunkt stehe die Erhöhung des Selbstversorgungsgrades mit Lebensmitteln. Dies müsse so weit führen, daß nur noch das importiert wird, was im Lande nicht produziert werden kann.

Dabei steht im Mittelpunkt das Getreideproblem. Hier sei künftig mit einem Import praktisch nicht mehr zu rechnen. Deshalb komme es darauf an, die seit einigen Jahren trotz steigender Vorleistungen bestehende Stagnation der Getreideerträge zu überwinden. Als Grund für die Stagnation wurde die Verschlechterung der Bodenfruchtbarkeit angegeben. Gegenwärtig wird ein Drittel des Aufkommens an Getreide für die menschliche Ernährung verwendet, zwei Drittel werden als Futtermittel eingesetzt, darunter 80 % für die Fleischproduktion, 11 % für die Milchproduktion und 8,5 % für die Eierproduktion. Bei der Fleischproduktion wird das meiste Getreide für die Produktion von Schweinefleisch eingesetzt, dann folgen Geflügel- und Rindfleisch. Für je 100 kg Schlachtgewicht sind erforderlich: beim Schwein 457 kg, beim Geflügel 376 kg und beim Rind 302 kg Getreide. Deshalb sei eine Strukturverschiebung zwischen Schwein und Rind erforderlich. In der SSR soll sich deshalb der Rinderbestand bis 1985 um 5 % erhöhen und die Erzeugung von Rindfleisch gesteigert, dagegen die von Schweinefleisch vermindert werden.

Bisher basiere der Fleischverbrauch (1981: 85 kg) zu etwa 25 % auf Futtermittelimporten. Der Fleischverbrauch konnte in den letzten Jahren nur auf der Basis höherer Importe an Getreide und Eiweißfuttermitteln (bei einem Anstieg der Importpreise auf 250 bis 300 %) gesteigert werden. Allein im 6. Fünfjahrplan war ein Import von 7,8 Mio t Getreide und 3,6 Mio t Eiweißfuttermitteln notwendig. Die Beibehaltung der bisherigen dynamischen Entwicklung des Fleischverbrauchs hätte für 1985 den Import von 8 Millionen t Getreide erfordert. Deshalb sei es notwendig, den Fleischverbrauch nicht weiter auszudehnen, sondern entsprechend den eigenen Produktionsmöglichkeiten auf 80 kg/Jahr pro Kopf der Bevölkerung zu senken. Die am 30. 1. 1982 in Kraft getretene Preiserhöhung bei Teilen des Sortiments von Fleisch und -erzeugnissen (41 % Steigerung bei zerlegtem Frischfleisch, wie Bratenstücke, Schnitzel, Koteletts, Rumpsteak, Rouladen, 17 % bei Selchwaren) hat sich als eine wirksame Maßnahme zur Drosselung des Verbrauchs ausgewirkt. Die Preiserhöhungen bei Fleisch werden im Durchschnitt mit 40 Kronen im Monat pro Einwohner veranschlagt. Es ist ein erheblicher Umschwung in der Nachfrage eingetreten, so daß jetzt bevorzugt das billigere Fleisch (z. B. Schweinebauch), bei dem keine Preiserhöhungen stattfanden, gekauft wird und die edleren Fleischteile stärker im Angebot vorhanden sind. Die Wirkung der Maßnahmen wurde verstärkt durch gleichzeitig in Kraft getretene Preiserhöhungen bei Fisch und -erzeugnissen, Wild und -erzeugnissen, Reis, Zigaretten, Wein sowie Rum und Wodka einheimischer Produktion. Gleichzeitig mit den Preiserhöhungen in Kraft getretene monatliche Einkommenserhöhungen betrafen das Kindergeld (40 Kronen), die Unterstützungsbeträge für Mütter mit Kleinkindern, die bis zu deren 3. Lebensjahr nicht arbeiten (100 Kronen), sowie Rentner, deren Renten bis 1200 Kronen um 40 Kronen, über 1200 Kronen um 30 Kronen erhöht wurden.

Die Kosten der Fleischproduktion überstiegen bisher den Einzelhandelspreis im Durchschnitt um 40 %, d. h., daß jedes kg Rindfleisch mit 19 Kronen, jedes kg Schweine- und Geflügelfleisch mit 5 Kronen gestützt werden mußte. Insgesamt entfielen bisher auf 100 Kronen Ausgaben der Bevölkerung für Lebensmittel 40 Kronen staatliche Subvention. Nach dieser Preisregulierung sind die Fleischpreise auch noch sub-

---

(Schluß von Seite 186):

flugspezifische Mehrproduktion von 285 532 t Getreide.

Auf der 3. Tagung des ZK der SED 1981 sagte Genosse Erich Honecker: „Es berührt die Lebensinteressen unserer Republik, die Hektarerträge vor allem bei der Getreide- und Futterproduktion systematisch zu steigern und so die Getreideimporte schrittweise zu vermindern. Dabei geht es um die sichere Versorgung der Bevölkerung, um wichtige Rohstoffe für die Industrie. Diese Fragen sind in der internationalen Klassenauseinandersetzung von wachsender Bedeutung. Heute kann man das Getreideproblem in seiner Rangordnung durchaus mit dem Erdölproblem vergleichen.“

Hierin sehen alle Mitarbeiter des Agrarfluges ihre wichtigste Aufgabe: als Bündnispartner unserer sozialistischen Landwirtschaft ihren Beitrag zu leisten, um die vom X. Parteitag der SED gestellten Aufgaben für die 80er Jahre zu erfüllen.

Flugkapitän
K. Bitterlich

ventioniert, aber in geringerem Umfange.
Da der Fleischverbrauch bisher etwa 25% der Ausgaben für Lebensmittel bindet, sind bei einem Rückgang Strukturveränderungen im Lebensmittelverbrauch abzusehen. Als Substitut für Fleisch kommen Milch und Milchprodukte, Süßwasserfische und Eier in Betracht. Bei der Milchproduktion muß eine Steigerung um 10% vorgenommen, aber auch die Qualität der Milch (vor allem die Tauglichkeit zur Produktion von Käse) erhöht werden. Außerdem wurde auf die Steigerung des Aufkommens und des Verbrauchs von Hülsenfrüchten, Obst, Gemüse und Kartoffeln orientiert. Hierzu bedarf es sowohl großer Anstrengungen der Landwirtschaft als auch des Handels. Bei Obst und Gemüse sollen höhere Aufkaufpreise die individuelle Produktion der Kleingärtner und Genossenschaftsbauern stimulieren.
Balhar gab einen ausführlichen Überblick über den Export und Import von Lebensmitteln und untermauerte damit die Notwendigkeit zur Veränderung einiger Verbrauchstendenzen. Der Saldo bei Export und Import von Lebensmitteln habe 1960 in der ČSSR minus 2 Milliarden Devisen-Kronen betragen, 1980 aber das Doppelte. Reduzierung des Imports von Nahrungsgütern und Lebensmitteln sowie eine Exportsteigerung bei im Inland erzeugten Gütern würden in einem engen Zusammenhang stehen.
Vrábelová sprach über Stellung und Aufgaben des Gesundheitswesens im Prozeß der Verbesserung der Ernährung in der SSR. Sie gab dabei die Anregung, daß die Empfehlungen für den Lebensmittelverbrauch nicht allein auf den gegenwärtigen Möglichkeiten der Sortimentsbereitstellung aufbauen sollten. Sie müßten auch Zielstellungen für die Produktionsentwicklung enthalten. Ferner müsse die wirtschaftliche Praxis mehr die Ergebnisse der medizinischen Forschung berücksichtigen. Mit dem Ziel, Angaben über den realen Ernährungszustand und Anforderungen an die Produktion von Landwirtschaft und Lebensmittelindustrie zu sammeln, werde gegenwärtig eine komplexe Forschung zur Ernährung der Bevölkerung betrieben. Sie bezieht sich u. a. auf klinisch-chemische Untersuchungen, auf statistische Erhebungen, Untersuchungen zum Haushaltsbudget, ernährungsphysiologische und -soziologische Untersuchungen.
Hejda wies bei seinen Ausführungen über langfristige Trends der Ernährung in bezug auf die Gesundheit darauf hin, daß die ernährungsphysiologischen Richtsätze ständig überschritten würden und in der ČSSR 30% der Männer und 45% der Frauen fettsüchtig sind. Hinzu käme auch das Problem, daß die Richtsätze zu hoch seien, weil den Menschen die bei der Ausarbeitung der Richtsätze berücksichtigte körperliche Bewegung fehle. Bei einer Befragung habe sich z. B. herausgestellt, daß nur 4—6% der Menschen regelmäßig Sport treiben.
Aus weiteren Referaten seien hier nur einige Informationen wiedergegeben:
In der SSR werden täglich in der Schulspeisung 820000 Hauptgerichte ausgegeben. An der Schulspeisung nehmen 70% der Schüler teil. Von der 7. Klasse an werden Mädchen über folgende Themen unterrichtet: Ernährung des Menschen, Hygiene der Lebensmittel, Ernährung in der Familie, Technologie der Speisenzubereitung, empfohlene Richtsätze für den Lebensmittelverbrauch (Kiss).
Industriell hergestellte Gerichte mit Geflügel fanden bei der Bevölkerung keinen Anklang. Die Verbraucher bereiten offensichtlich solche Gerichte lieber selbst zu Hause zu (Bobiš).
Daß man durch einen geringeren Verzehr von Kohlenhydraten die Fettsucht bekämpfen kann, habe sich nicht bestätigt. Dafür werde dann mehr Fleisch und Fett verbraucht. Man solle dickere Brote mit weniger Belag verzehren. Hinsichtlich der Nitrataufnahme bereite die Überdüngung mit Stickstoff große Probleme (Prugar).
Bei einem Anteil älterer Menschen in der Bevölkerung von 11 Prozent müsse die Lebensmittelproduktion auf diese Situation besser reagieren. Preisgünstige Lebensmittel und maßgerechte Kleinabpackungen seien die Forderung. Bei der Produktion vorgefertigter Gerichte sei mit Salz sparsam umzugehen (Baláž).
In Würdigung der seit 10 Jahren bestehenden erfolgreichen vertraglichen Zusammenarbeit wurde die Gesellschaft für Ernährung in der DDR (GfE) durch die Vorsitzende der SGRE, Frau Minister Dr. Vrábelová, mit der Ehrenmedaille der SGRE in Gold ausgezeichnet. Frau Minister Dr. Vrábelová betonte, daß sich die Aktivitäten bei der Realisierung der Vereinbarung über die Zusammenarbeit beider Gesellschaften für die slowakische Seite nicht nur als eine fachliche, sondern auch bedeutende politische Unterstützung erwiesen hätten. Der Vorsitzende der GfE, Professor Dr. sc. Gebhardt, überreichte Frau Minister Dr. Vrábelová die Urkunde als Ehrenmitglied der GfE und hob in der Laudatio ihre wissenschaftlichen und gesundheitspolitischen Verdienste sowie ihre Initiativen bei der Entwicklung der vertraglichen Zusammenarbeit hervor. Die Vereinbarung über die vertragliche Zusammenarbeit wurde auf dem XXV. Kongreß bis 1985 verlängert und ergänzt, wobei insbesondere eine noch intensivere wissenschaftliche Zusammenarbeit angestrebt wird.

H. Groß

Energiebedarf bei Mensch und Tier

Jahrestagung der Gesellschaft für Ernährung in der DDR, Sektionen Human- und Tierernährung

Im Mai 1982 fand in Halle (Saale) eine gemeinsame Jahrestagung beider Sektionen zum o. g. Thema statt.
Zu Beginn der Tagung wurde in einer Gedenkansprache zu Ehren des 75. Geburtstages von Prof. Dr. Arno Columbus (1907—1960) dem Schaffen und Wirken des ehemaligen Ordinarius für Tierernährung an der landwirtschaftlichen Fakultät der Martin-Luther-Universität Halle-Wittenberg gedacht. Dabei wurde besonders der Ideenreichtum des Forschers und dessen Bestreben hervorgehoben, eine untrennbare Verbindung zwischen wissenschaftlicher Grundlagenforschung und praktischer Anwendung herzustellen und aufrechtzuerhalten.
In 15 Vorträgen und 12 Postern diskutierten anschließend Human- und Tierernährer gemeinsam Fragen des Energiestoffwechsels sowie der Verdauung und Resorption bei Monogastriden. Für die Lösung aktueller Probleme beider Wissenschaftszweige bildete dieser Tagungskomplex eine noch bessere Basis, die Bedürfnisse der Bevölkerung mit der Sicht auf die Gesunderhaltung des Menschen zu lenken und hinsichtlich der Versorgung mit hochwertigen Nahrungsmitteln gezielt zu befriedigen. Darüber hinaus wurde mit 5 Vorträgen

und 23 Postern zu Themen der Ernährung von Wiederkäuern, Pferden, Schweinen und Geflügel sowie der Futtermittelkunde und -planung neues Wissen vermittelt und Erfahrungen darüber ausgetauscht, wie der gegenwärtige Futterfonds noch effektiver für eine hohe tierische Produktion genutzt werden kann.

Zum Energiestoffwechsel des Menschen wurde besonders auf das Krankheitsbild der Fettsucht eingegangen (Adipositas). Neue Ergebnisse zeigten, daß ein hoher Anteil adipöser Personen einen deutlich geringeren Energiebedarf aufweist, was mit einer besseren Energieverwertung dieser Menschen erklärt wurde. Auch der Erhaltungsbedarf kann bei dieser Bevölkerungsgruppe gesenkt sein, wie aus tierexperimentellen Untersuchungen abzuleiten war. Besonders wichtig für die Erhaltung der Normalgewichtigkeit schienen die Ergebnisse an Ratten zu sein, wonach eine Überernährung im Säuglingsalter als ein Faktor für die Entwicklung der Fettsucht anzusehen ist.

Aus der Sektion Tierernährung wurden zu diesem Komplex vorwiegend Fragen des Energiebedarfes für Erhaltung und Protein- bzw. Stoffansatz angesprochen. Für die Praxis wurde wiederholt bestätigt, daß eine restriktive Broilermast zu fettarmen Schlachtkörpern führen kann. Das Mastrind kann bei Zufütterung des Antibiotikums „Monensin" die Futterenergie um ~11% besser ausnutzen. Bei einer geringeren Fütterungsintensität von Mastbullen übersteigt der tägliche Fettansatz im Gegensatz zum Energieangebot nicht den täglichen Proteinansatz. Eine zu hohe Energieversorgung der Broilerhenne wirkt ebenfalls leistungsdepressiv und verschlechtert die Aufwandsparameter. Diese Erkenntnisse sollten in Anbetracht der gegenwärtigen Futtersituation umgehend praxiswirksam gemacht werden.

Im Themenkomplex „Verdauung und Resorption" sprachen Wissenschaftler der Sektion Humanernährung Fragen an, die besonders für die Ernährung von Säuglingen und Kleinkindern von großer Bedeutung sind. So zum Beispiel können plötzliche Wirkungen auf den menschlichen Organismus (Angst, Streß, Infektion usw.) Veränderungen der Milieufaktoren für die Darmflora auslösen, was infolge einer Beeinträchtigung deren Stabilität zu Störungen des Verdauungsgeschehens führen kann. Weiterhin wurden Lösungswege für die Ernährung von Kindern mit Störungen der Verdauungs- und Resorptionsprozesse (Malabsorptionssyndrom) vorgestellt, die vor allem in neu entwickelten Nahrungsmitteln bestehen, aus denen unverträgliche Bestandteile entfernt bzw. deren Bausteine aufgeschlossen wurden.

Tierernährer berichteten zu diesem Themenkomplex, wie bei der täglichen Zumessung des Futtereiweißes für Schweine und Geflügel noch exakter vorgegangen werden kann. Zum Beispiel benötigen unterschiedliche Futtereiweiße verschiedene Enzymmengen zur Verdauung. Neue Ergebnisse zur Aminosäurenverdaulichkeit beim Schwein werden die Basis für bessere Rationsberechnungen bilden. Es muß in Zukunft berücksichtigt werden, daß im Dickdarm des Schweines keine ins Gewicht fallende Resorption wichtiger Aminosäuren erfolgt. Der Einsatz von antibakteriell wirksamen Substanzen (Chemotherapeutika, einschließlich Antibiotika) zur Stabilisierung der Darmflora und somit zur Erhöhung der tierischen Leistung ist mit größter Sorgfalt zu planen und zu handhaben, um die Ausbildung von resistenten Keimen zu verhindern. Weiterhin wurde dargestellt, wie die Verdaulichkeit des Rohproteins beim Geflügel mit größerer Sicherheit zu bestimmen ist. In diesem Zusammenhang wurde nachgewiesen, daß zwischen der Rohproteinverdaulichkeit und der Aminosäurenverdaulichkeit z. T. beachtliche Unterschiede bestehen, was zu Konsequenzen für die Charakterisierung des Futterwertes von Eiweißen und für die Rationsberechnung führen wird.

Im Komplex zur „Ernährung von Wiederkäuern, Pferden, Schweinen und Geflügel" sowie zur Futtermittelkunde wurden vor allem neue für die Praxis notwendige Erkenntnisse vorgestellt. Aus der Vielzahl der Berichte seien einige für die Nahrungsgüterwirtschaft interessante Resultate aufgeführt. So erbrachte der Zusatz von neuen wirksamen Antibiotika in der Kälberaufzucht und -mast eine bessere Lebendmasseentwicklung der Tiere. Der Einsatz von antibakteriell wirksamen Substanzen soll jedoch, wie oben erwähnt, bei allen Tierarten mit noch größerer Sorgfalt geplant und gehandhabt werden, um u. a. auch die Anhäufung von Rückständen im Fleisch zu verhindern. Mehrere Referenten befaßten sich mit Problemen der Erhöhung der Fleischproduktion unter Berücksichtigung der gegenwärtig notwendigen Verringerung des Konzentrateinsatzes bei allen Tierarten. Auch die Verbesserung des Futterwertes einheimischer Futtermittel, z. B. Behandlung von Rapsextraktionsschrot mit Formaldehyd, verfolgt das Ziel, Importe einzusparen. In der industriemäßigen Broilerproduktion der DDR entstehen durch auftretende Beinschäden jährlich mehrere Millionen Mark Verluste. Vor allem bei Kontamination des Futters mit Fusarientoxinen aus verdorbenem Getreide stiegen die Erkrankungen stark an, wobei eine volle Vitamin- und Ergotropikasupplementation des Futters entsprechend der staatlichen Rezeptur gegenüber einer Unterversorgung die Schäden minderte.

Die Kurzreferate der Vorträge und Poster werden im Archiv für Tierernährung **33** (1983) veröffentlicht. Die nächste Jahrestagung der Sektion Tierernährung der Gesellschaft für Ernährung in der DDR findet voraussichtlich am 7.—8. Juni 1983 in Neubrandenburg statt.

Anläßlich der diesjährigen Tagung wurde eine Neuwahlversammlung der Sektion Tierernährung durchgeführt, auf der 116 Mitglieder (52%) den Vorstand neu wählten. Zu Beginn der Versammlung trug Dr. M. Gabel die wichtigsten Ergebnisse seiner wissenschaftlichen Arbeit vor, für die er mit dem „Arthur-Scheunert-Preis" ausgezeichnet wurde.

Im Rechenschaftsbericht des Vorstandes ging der Vorsitzende, Prof. Dr. sc. A. Hennig, von den großen Verpflichtungen der Sektion Tierernährung bei der weiteren Leitungssteigerung in der Landwirtschaft aus und betonte die Wichtigkeit der engen Zusammenarbeit der wissenschaftlichen Institutionen mit den Praxisbetrieben, wie sie seit der Gründung der Sektion im Jahre 1972 gepflegt wurde. Die in der vergangenen Legislaturperiode (1977 bis 1982) auf 211 gestiegene Zahl der Mitglieder, besonders der 11 Korporativmitgliedschaften, und der hohe Anteil an Vertretern der Praxis (60% aller Mitglieder) ist Ausdruck für das Interesse an dieser gemeinsamen Arbeit. Der Vorsitzende rechnete die Aktivitäten der vergangenen fünf Jahre ab, die in der Durchführung von drei Jahrestagungen der Sektion, der aktiven Beteiligung an zwei Symposien der Gesellschaft für Ernährung in der DDR, der Mitwirkung an sechs wissenschaftlichen Fachtagungen sowie der Organisation von vier Weiterbildungsveranstaltungen und Workshops bestanden. In den neuen Vorstand wurden gewählt: Prof. Schiemann (Vorsitzender), Prof. Poppe (stellv. Vorsitzender), Prof. Hennig (stellv. Vorsitzender), Prof. Bergner, Dr. Bretschneider, Prof. Gebhardt, Dr. v. Gagern, Prof. M. Hoffmann, Dr. Knüppel, Dr. Kolbitz, Dr. Kreienbring (Sekretär), Prof. Laube, Dr. Schubert (Revisionskommission).

R. Schubert

XXX. Internationaler ärztlicher Fortbildungskurs in Karlovy Vary, ČSSR

Hauptthemen aus dem Gebiet der Gastroenterologie waren

- nichtinvasive Untersuchungsmethoden des Gastrointestinaltraktes
- Diagnostik und Therapie der Gastrointestinalerkrankungen im Alter
- Spätfolgen chirurgischer Behandlung gastrointestinaler Erkrankungen
- Gallensäurestoffwechsel
- Nebenwirkungen von Medikamenten auf den Gastrointestinaltrakt.

Die **nichtinvasiven Untersuchungsmethoden** (Ultraschall-Tomographie und Computer-Tomographie) sind für die moderne Diagnostik der Gastrointestinalerkrankungen nicht mehr zu entbehren, Möglichkeiten und Grenzen wurden aufgezeigt. Auf dem Gebiet der Endoskopie haben sich die diagnostischen und therapeutischen Möglichkeiten in den letzten Jahren zunehmend gefestigt und erweitert.

Besonderes Interesse galt den **gastrointestinalen Erkrankungen im Alter.** Hier sind Besonderheiten im Krankheitsverlauf, bei der Diagnostik und Therapie zu beachten. Karzinome des Magen-Darmtraktes treten bevorzugt im höheren Lebensalter auf (50% über 70 Jahre), das Operationsrisiko ist im Alter deutlich höher. Hohes Alter bedeutet jedoch keine Kontraindikation zur Diagnostik (Röntgen, Endoskopie, Ultraschall-Diagnostik). Das zu erwartende Operationsrisiko muß in einem vertretbaren Verhältnis zum Therapieerfolg stehen. Störungen und Entgleisungen im Wasser- und Elektrolythaushalt treten häufig im Alter auf, die Ursachen sind zahlreich: mangelhafte und fehlerhafte Zufuhr, unphysiologische Verluste, gestörte Resorption, Ansammlung von Wasser und Elektrolyten im Bauchraum.

Für die chirurgische Therapie der gastrointestinalen Erkrankungen im Alter sind zu beachten: verminderte Funktionsreserve, Multimorbidität, atypische Symptomatik, verminderte psychische Anpassungsfähigkeit und soziale Isolation. Wichtig ist eine gezielte präoperative Therapie (Infektionen, Transfusionen), insbesondere bei Behandlung kardio-pulmonaler Komplikationen. Angestrebt werden sollte eine Operation, die ein Weiterleben mit den geringsten Folgeerscheinungen ermöglicht (besonders beim Magen-Karzinom keine Überradikalität, da Tumorwachstum im Alter geringer). Indikation zur totalen Gastrektomie zurückhaltender als im mittleren Lebensalter. Für verschiedene Operationen wurde das Höchstalter festgelegt (Letalität < 10%), z. B. Gastrektomie 70 Jahre, Magenresektion 80 Jahre, Cholecystektomie 80 Jahre, Dickdarmteilresektion 80 Jahre, Rektumamputation 75 Jahre, Ileus-Operation 90 Jahre. Das Rektum-Karzinom im Greisenalter sollte möglichst lokal behandelt werden. Das Ziel ist die Sicherstellung einer optimalen Lebensqualität.

Beim Magen- und Duodenalulkus besteht im Alter eine höhere Erkrankungstendenz. Es kommt häufig zum Auftreten von großen sogenannten „Riesenmagengeschwüren", deren Ursache Durchblutungsstörungen (Gefäßverschlüsse) sind. Häufig werden schmerzhafte Bauchsymptome im Sinne einer Angina abdominalis durch arteriosklerotische Gefäßveränderungen hervorgerufen. Die Behandlung gutartiger Ösophaguserkrankungen im Alter, die oft erhebliche subjektive Beschwerden verursachen (Refluxkrankheit, Hiatushernie, Achalasie, Divertikel), erfordert eine besondere Operationstechnik. Beim Ösophaguskarzinom ist eine radikale Operation meist nicht möglich. Beschwerden und Komplikationen sollen beseitigt werden, besonders sollte die orale Nahrungsaufnahme möglich sein.

Im Alter treten die gleichen Lebererkrankungen wie in jüngeren Lebensjahren auf, aber die Regenerationsfähigkeit der Leber und die Adaptionsfähigkeit sind vermindert. Die Cholelithiasis verläuft im Alter oft stumm, die Operation sollte möglichst vor dem Auftreten von Komplikationen erfolgen. Bei Choledochussteinen sollte der endoskopischen Papillotomie der Vorzug gegeben werden, da die Letalität eindeutig geringer ist als bei Operationen.

Die akute und chronische Cholecystitis verläuft im Alter relativ symptomarm, dagegen finden sich oft ausgeprägte Veränderungen der Gallenblase bei der akuten Cholecystitis. Bei der chronischen Cholecystitis entwickelt sich relativ häufig eine Cholangiohepatitis. Das Operationsrisiko wird oft zu hoch eingeschätzt. Antibiotische Therapie ist auf die Dauer ineffektiv.

Bei Appendicitis sollte frühzeitige Operation erfolgen. Bei Ileus wird ebenfalls frühzeitige Operation angestrebt, wobei der kleinste Eingriff gewählt werden sollte (hohe Letalität).

Folgen chirurgischer Eingriffe am Gastrointestinaltrakt: Der Adhäsionsileus gehört zu den häufigsten Komplikationen nach gastrointestinalen Eingriffen, besonders nach Appendicitis perforata, Dünn- und Dickdarmoperationen; bei Frauen aber auch nach gynäkologischen Eingriffen.

Das Magenstumpfkarzinom ist die schwerste Komplikation nach Magenresektion wegen Ulkuskrankheit, besonders nach Billroth II (13% Karzinomentwicklung nach Resektion wegen Ulcus ventriculi, nur 6% wegen Ulcus duodeni). Als verantwortlich dafür wird der gastroduodenale Reflux angesehen. Der Anteil der Magenstumpfkarzinome gegenüber allen Magenkarzinomen liegt bei 7—8%. Die mittlere Latenzzeit nach BII-Resektion wird mit 22,4 Jahren angegeben. 10 Jahre nach Operation sollte eine regelmäßige Kontrolluntersuchung (Gastroskopie) erfolgen.

Wie tierexperimentelle Untersuchungen zeigten, ist durch die Wahl eines geeigneten Operationsverfahrens eine wirksame chirurgische Vorbeugung des Magenstumpfkarzinoms möglich: BII-Magenresektion mit Gastroenterostomie nach Roux (0% Tumor-Entstehung). Die Tumorhäufigkeit nach BI beträgt 10%, nach BII und Braun'scher Anastomose 23,1%, bei Gastroenterostomie ohne Resektion 70%.

In den letzten Jahren wird ein erhöhtes Auftreten von Colonkarzinomen nach Cholecystektomie diskutiert. Angenommen wird, daß durch den kontinuierlichen Gallefluß eine erhöhte Konzentration von primären Gallensäuren besteht, die eine direkte Schädigung der Darmschleimhaut bewirkt.

Eine häufige Folge gastrointestinaler Operationen (Magenresektion, Gastrektomie, Dünn- und Dickdarmresektion, Pankreasresektion) ist das Malabsorptionssyndrom. Der Ernährungsstatus ist hierbei eine wertvolle Untersuchung zur exakten Beurteilung des Ernährungszustandes, zur Einleitung einer gezielten Ernährungs- und Substitutionstherapie und Therapiekontrolle. Eine neue Therapiemöglichkeit des Kurzdarm-Syndroms (Malabsorption nach ausgedehnter Dünndarmresektion) zeichnet sich ab durch passageverlangsamende Operationsmethoden (bisher tierexperimentell): Einsetzen iso- oder antiperistaltischer Dünndarmsegmente oder treppenförmige Schrägmyotomie. Die Anlage eines antiperistaltischen Segmentes wird als am wirksamsten empfohlen (auch beim Menschen).

Gallensäurestoffwechsel: Leider hat die Anwendung von Chenodesoxycholsäure zur medikamentösen Gallensteinauflösung nicht alle an sie gestellten Erwartungen erfüllt. Etwa 2 Jahre nach Aussetzen der Therapie besteht Rezidivgefahr. Die Behandlung ist aber geeignet für Patienten, die nicht operationsfähig sind. Ursodesoxycholat (Ursofalk) soll günstiger sein. Die Wirkung ist identisch, aber Chenodesoxycholsäure soll arterioskleroseföerdernd sein, Ursodesoxycholat nicht. Zwischen Gallensäure- und Lipidstoffwechsel besteht eine enge Verknüpfung, bei Cholestase liegt häufig eine Hypercholesterolämie infolge erhöhter Synthese, verminderter Rückresorption und Bindung an LPX vor. Ovulationshemmer fördern die Gallensteinbildung (ebenso wie Gravidität), wobei die Lithogenität der Galle infolge Zunahme der Cholesterolsättigung steigt.

Die quantitative Bestimmung der Gallensäuren im Serum bietet sich an als Test für die Unterstützung der Leberdiagnostik. Die Serumkonzentration der Gallensäuren gilt als empfindlicher Indikator bei Cholestase, eine erhebliche Erhöhung findet sich bei primär-biliärer Zirrhose. Haemoperfusion führt zum Verschwinden des Pruritus. Interessant war die Mitteilung, daß in der Blutalkoholabbaugeschwindigkeit zwischen Lebergesunden und Patienten mit Shunt-Operation keine Unterschiede bestehen; Shunt-Operierte wären danach bei Alkoholdelikten voll zur Verantwortung zu ziehen.

Arzneimittelbedingte Blutungen in den Gastrointestinaltrakt: Bei nichtsteroidalen entzündungshemmenden Medikamenten (Salizylate, Phenylbutazon, Indomethazin, Ibuprofen u. a.) sollte die Gefahr der Ulkusentstehung und Magenblutung nicht überschätzt werden. Die Nebenwirkungen müssen bei der Anwendung dieser Medikamente in Kauf genommen werden. Ursache für die Ulkusentstehung ist eine Hemmung der Prostaglandin-Synthetase, wodurch es direkt zu Erosionen und Ulcera im Magen und Duodenum kommt. Eine Prostaglandin-Therapie (PGE_2) bei peptischen Ulcera ist vielleicht eine neue Therapierichtung für die Zukunft („zytoprotektiver" Effekt der Prostaglandine). Kortikoide (Prednisolon) sollen nicht ulcerogen und auch nicht die Ursache von Magenblutungen sein.

Gerinnungshemmende Medikamente einschließlich Thrombozytenaggregationshemmer führen im therapeutischen Bereich ebenfalls nur selten zu Blutungen.

H. Gutschlag

Buchbesprechung

Grundriß der allgemeinen Warenkunde. Band II: Warenprüfung

von Prof. Dr. Dr. Grundke
4., neubearb. Auflage, VEB Fachbuchverlag Leipzig 1982; 278 Seiten, 118 Bilder, 38 Übersichten; Preis: 10,80 M.
Bestell-Nr. 5456490

Die Sicherung und Steigerung der Erzeugnisqualität, verbunden mit einem rationellen Einsatz von Energie, Roh- und Werkstoffen, erfordert mehr denn je, das vorhandene und neue Wissen auf dem Gebiet der Warenprüfung zu nutzen.

Einen entscheidenden Beitrag liefert hierzu der 4., neubearbeitete Band II „Warenprüfung", der sowohl die neuesten Forschungsergebnisse der letzten Jahre berücksichtigt als auch über die erhöhten Anforderungen informiert, die die Qualitätssicherung in den 80er Jahren stellt.

Bei der Neubearbeitung geht der Verfasser von der Erkenntnis aus, daß die Warenprüfung der 80er Jahre zwar noch zu einem erheblichen Teil durch die konventionelle Prüftechnik bestimmt wird, aber in zunehmendem Maße Neuentwicklungen der Prüftechnik an Bedeutung gewinnen.

Als Beispiel für solche Neuentwicklungen nennt er den Einsatz von Bildanalysatoren, Universalmeß- und Wägemaschinen sowie die Entwicklungen, die sich aus den Fortschritten der Mikroelektronik und der Informationstechnik ergeben.

Die wissenschaftlichen Grundlagen der Warenprüfung behandelt die Neuauflage einmal aus der Sicht der Gütelehre, die über das Gebiet der in den vergangenen Jahren stark diskutierten Qualimetrie hinausreicht, und zum anderen aus der Sicht des methodologischen Teils der Lehre von der Warenprüfung.

Bemerkenswert sind in dem Zusammenhang vor allem die jüngsten, auf sowjetischen Arbeiten basierenden Forschungsergebnisse zum Gebrauchswert und zu den Gebrauchseigenschaften und darüber hinaus die neuen Erkenntnisse zur Methodologie und zu den Qualitätskriterien.

Auch werden gegenüber der vorangegangenen Auflage die informationstheoretischen Betrachtungen über die Probleme der Warenprüfung weiter ausgebaut.

Diesbezüglich findet der Leser in dem Band Abhandlungen über die eindimensionalen und mehrdimensionalen Qualitätskriterien, die Bewertung (Befund mit Tageswert, Prüfwert und Dauerwert) und über die Bewertung der Belastungen der Erzeugnisse für die Zwecke der Warenprüfung unter dem Gesichtspunkt des günstigsten, des häufigsten und des kritischen Falls.

Der gesamte Weg von der Warenpartie bis zum Prüfbefund wird aufgezeigt. So wird dargestellt, von welchen Faktoren die Qualität des Prüfergebnisses abhängt und welche Ansatzpunkte bestehen, die Treffsicherheit von Prüfbefunden und ihre Qualität zu erhöhen.

Ferner sind die Abschnitte zum Stand der Warenprüfung in der DDR und im Ausland, über die Anforderungen an das betriebliche Meßwesen, über sensorische Prüfungen und über Warentests auf den neuesten Stand gebracht worden.

Für den Wert des Bandes sprechen schließlich mehr als 100 neue Sachworte der Warenprüfung, von denen nur folgende genannt seien:

Abweichung, AQL-Wert, Bildanalysegerät, Grenzabweichungen, Keime, Keimzahl, Pseudogütezeichen, Prüfautomat, Schadensfeststellungen, Szenenanalyse, Sicherheitsfaktor und Ultraschalldefektoskopie.

Dem in der Lebensmittelpraxis tätigen Personenkreis wird deshalb das Werk eine wertvolle Wissensquelle sein, um sich über die neuen Erkenntnisse in der Warenprüfung informieren zu können.

H.-J. Drope

Das Krokodil in der Suppe

Wie „Neues Deutschland" am 16. 8. 1982 mitteilte, ziehen Delikatessenhändler in den Südstaaten der USA Profit aus der Krokodil-„Schwemme".
1980 wurde geschätzt, daß in New Orleans und Umgebung ein Krokodil auf jeweils 30 Einwohner kam. Die Tiere tauchten in Vorgärten und Garagen, auf Picknickwiesen und Golfplätzen auf und waren sogar bei Gottesdiensten zu finden, die im Freien abgehalten wurden.
Die Haut der Alligatoren ist bekanntlich ein begehrter Lederrohstoff. Aber wohin mit dem Fleisch? Da inländische Feinschmecker dieses wegen seines tranigen Geruchs nicht besonders schätzten, versuchte man, es in Hauptstädten Westeuropas abzusetzen: Einige Luxusrestaurants sollen sich inzwischen mit dem „Gaumenkitzel" eingedeckt haben. Auf der Speisenkarte stehen Gerichte wie „fritierte Alligatorlende" oder „gegrilltes Krokodilsteak". Es wird behauptet, das Fleisch schmecke wie Schwein und rieche wie Fisch.
Nun ist der Verzehr von Echsen in Amerika nicht völlig unbekannt. Die ersten in Georgia eingetroffenen Einwanderer aus Europa jagten in ihrer Not Krokodile, weil die ihnen von Werbern versprochenen „Obstplantagen" nicht existierten. Krokodile waren die fast einzigen jagdbaren Tiere. So soll sich im Jahr 1738 die Siedlerbevölkerung von Frederica fast ausschließlich von Krokodilfleisch ernährt haben.
Übrigens — Prinz Achille Murat, ein Neffe Napoleons, betrachtete Krokodilspeisen als Leckerbissen. Als Besitzer der Plantage Magnolia Bound in Florida setzte er seinen Gästen unter anderem „Alligatorenschwanzsuppe" vor. Ob dieses Gericht allerdings Anerkennung in Feinschmeckerkreisen gefunden hat, ist fraglich; denn er soll auch gebackene oder gekochte Eulen und geröstete Krähen auf den Tisch gebracht haben.

—fb—

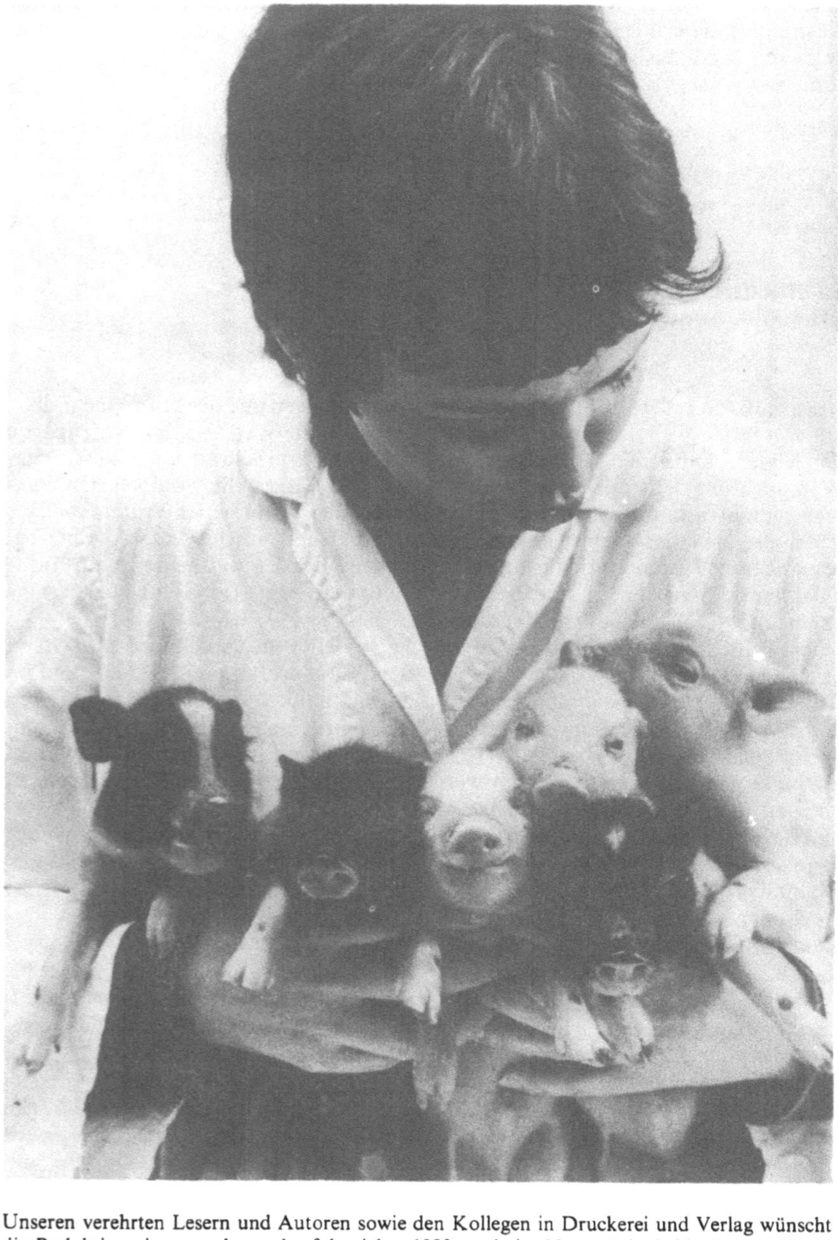

Unseren verehrten Lesern und Autoren sowie den Kollegen in Druckerei und Verlag wünscht die Redaktion ein gesundes und erfolgreiches 1983 sowie im Neuen Jahr beide Arme voll ... (siehe Foto)

Personalia

Wir gratulieren

79 Jahre
Elisabeth Wieloch

Dresden, 22. 10. 1982

70 Jahre
Prof. Dr. Josef Herrmann

Berlin, 5. 12. 1982

60 Jahre
Irmgard Räke

Potsdam, 22. 11. 1982

Auf den letzten beiden Umschlagseiten beenden wir den Abdruck von Rezepturen.

Fischsalat, naturell

Rezeptur für 1,– kg (10 Portionen)		Ernährungsphysiologischer Wert je Portion	
Fischfilet, Roheinsatz	500 g	Energiewert	480 kJ
Eier BB, gekocht und gepellt, 2 Stück	110 g		115 kcal
Tomaten, entstielt	100 g	Eiweiß	11 g
Gemüsepaprika, entstielt und entkernt	100 g	Fett	7 g
Salatgurke	150 g	Kalzium	20 mg
Zwiebeln, gepellt	50 g	Vitamin B_1	0,06 mg
Tafelöl	50 g	Vitamin C	20 mg
Salz	12 g		
Essig, 10%ig	12 ml		
Meerrettichsenf	10 g		
Zucker	5 g		
Pfeffer, weiß	0,75 g		
Schnittlauch/Dill — entstielt	10 g		

Fischsalat mit Salatmayonnaise mit 24% Pflanzenöl

Rezeptur für 1,– kg (10 Portionen)		Ernährungsphysiologischer Wert je Portion	
Fischfilet FF, Roheinsatz	350 g	Energiewert	580 kJ
Eier BB, gekocht und gepellt, 1½ Stück	80 g		140 kcal
Tomaten, entstielt und entkernt	80 g	Eiweiß	8 g
Salatgurke	100 g	Fett	10 g
Zwiebeln, gepellt	30 g	Kalzium	10 mg
Tafelöl	10 g	Vitamin B_1	0,05 mg
Salatmayonnaise mit 24% Pflanzenöl	250 g	Vitamin C	15 mg
Joghurt, mager	50 ml		
Salz	10 g		
Pfeffer	0,5 g		
Essig, 10%ig	8 ml		
Meerrettichsenf	10 g		
Schnittlauch/Dill, entstielt	10 g		

Kartoffelsalat mit Salatmayonnaise mit 24% Pflanzenöl

Rezeptur für 1,– kg (10 Portionen)		Ernährungsphysiologischer Wert je Portion	
Kartoffeln, gekocht und gepellt	500 g	Energiewert	540 kJ
Delikateßgurke, abgetropft	75 g		130 kcal
Äpfel, geschält und ausgeschnitten	75 g	Eiweiß	3 g
		Fett	13 g
Salatmayonnaise mit 24% Pflanzenöl	250 g	Kalzium	20 mg
Gurkenfond	60 ml	Vitamin B_1	0,3 mg
Zwiebeln, gepellt	30 g	Vitamin C	15 mg
Meerrettichsenf	5 g		
Salz	10 g		
Zucker	5 g		
Pfeffer, weiß	0,5 g		
Essig 10%ig	10 ml		

Chicoréesalat mit Ei und Wurst (Abendgericht)

Rezeptur für 1,– kg (5 Portionen)		Ernährungsphysiologischer Wert je Portion	
Chicoree, geputzt	250 g	Energiewert	870 kJ
Eier BB, gekocht und gepellt, 2 Stück	110 g		210 kcal
Bierschinken	150 g	Eiweiß	9 g
Äpfel	140 g	Fett	13 g
Salatmayonnaise mit 24% Pflanzenöl	100 g	Kalzium	90 mg
Joghurt, mager	200 ml	Vitamin B_1	0,24 mg
Zitronensaft	40 ml	Vitamin C	10 mg
Salz	3 g		
Zucker	7 g		

Zubereitungsweise

Das Fischfilet wenig säuren und salzen, dünsten und erkalten lassen. Das zerpflückte Fischfilet, die schnittfest gekochten und gehackten oder jeweils einmal quer und längs mit dem Eierschneider zerkleinerten Eier und die gewürfelten Tomaten, Gemüsepaprika und Gurken mischen und würzen. Feine Zwiebelwürfel im Öl dünsten, erkalten lassen und mit dem Senf und den Kräutern unter die Salatmayonnaise rühren. Den Salat damit fertigstellen.

Zubereitungsweise

Das Fischfilet würzen, dünsten, erkalten lassen und zerpflücken. Tomaten, Gemüsepaprika, Eier und Salatgurke in kurze Streifen schneiden, würzen, zum Fisch geben und die in Öl kurz gedünsteten Zwiebelstreifen mit dem Senf und den Kräutern unter den Salat heben.

Zubereitungsweise

Salatmayonnaise, Joghurt und Würzmittel miteinander verrühren. Den Chicorée quer in Streifen schneiden, die Äpfel grob raspeln, die Eier jeweils quer und längs mit dem Eierschneider zerkleinern und den Bierschinken in kurze Streifen schneiden. Die Salatbestandteile mit der Marinade gut vermischen und den Salat evtl. noch mit Schnittlauch oder Dill überstreuen.

Zubereitungsweise

Die Kartoffeln in $1^{1}/_{2}$ cm große Würfel und die Gurken und Äpfel in Scheiben schneiden. Den Gurkenfond mit den feinen Zwiebelwürfeln aufkochen, die Würzmittel einrühren und die Kartoffeln damit würzen. Dann die Gurken- und Apfelscheiben zugeben und die Salatmayonnaise unter den etwas durchgezogenen Salat heben.

FSC
www.fsc.org
MIX
Papier | Fördert gute Waldnutzung
FSC® C083411

Kolibri 360 GmbH
Ferdinand-Jühlke-Straße 7
99095 Erfurt, Deutschland
produktsicherheit@kolibri360.de